DOSSIER NOIR
DES MÉDICAMENTS
DE SYNTHÈSE

DR LOUIS DE BROUWER

DOSSIER NOIR DES MÉDICAMENTS DE SYNTHÈSE

ENCRE

Du même auteur

Centenaire, pourquoi pas (1979).
Pouvoir merveilleux des plantes, roches et métaux (1980).
Guide pratique des Médecines Naturelles (Maloine, 1980).
L'art de rester jeune (Ed. Dangles, 1981).
A Arte de permanecer jovem (édition en Portugais - Editoria Record Brésil, 1981).
L'arte di rimanere giovani (édition en Italien - Musumeci Editore - Italie, 1982).
Les portes de la lumière (Ed. L.D.B., 1982).
Cancer, fatalité génétique (Ed. L.D.B., 1981).
Cet ouvrage figure à la Bibliothèque nationale de Médecine des USA et dans les bibliothèques universitaires des Académies des Sciences de France et de quinze nations étrangères.
Pollution alimentaire et cancers (Ed. Encre, 1989).
Sida, le vertige (Ed. Atra-AG STG, 1993)
La dictature des laboratoires chimiques et pharmaceutiques (Ed. Atra-AG STG, 1994).
Cette «bouffe» qui nous tue (Ed. Atra-AG STG, 1995).

BIOGRAPHIE DE L'AUTEUR

Licencié en droit de l'Université d'Aix en Provence - diplômé en Economie politique.
Docteur en médecine (spécialisation en biologie moléculaire) et docteur en homéopathie.
Il est titulaire d'un certificat international en écologie humaine - Thèse soutenue en juin 1990 à la Faculté de Médecine de l'Université René Descartes - Paris V.
Vice-président de la Limav (Ligue Internationale des Médecins pour l'Abolition de la Vivisection).
Membre du Comité Directeur de la Société internationale des Médecins pour l'Environnement (Suisse), regroupant plus de 45.000 médecins au niveau international, dans 102 nations. Délégué de l'ISDE auprès de l'UNESCO.
Nommé le 6 novembre 1991 *International Special Consultant for Health and Ecology,* AIEWP-ONU-UNESCO, chargé de recherches.
En 1990, il fonde l'ADEPAM (Association de Défense envers la Pollution Alimentaire et Médicamenteuse) qui regroupe plus de 3.000 adhérents en France.

AVANT-PROPOS

Il y a deux sortes de pollutions : celle qui fait du bruit dans les médias et celle que l'on dissimule.
La couche d'ozone, en partie disparue, menace de ne plus filtrer les rayons solaires. Les arbres meurent, victimes des pluies acides et des gaz d'échappement.
Les nappes phréatiques sont polluées par l'épandage intempestif d'engrais nitratés, de pesticides et autres désherbants qui rendent l'eau non potable et toxiques les fruits et légumes que nous consommons tous les jours.
Des produits dangereux en provenance de divers pays se concentrent dans certaines décharges, publiques ou privées, faisant de la France, la «poubelle» de l'Europe.
Voilà pour la partie visible de l'iceberg «pollution».
Il est bien de s'en préoccuper.
Mais entend-on jamais parler de la pollution alimentaire, omniprésente, et surtout de la pollution médicamenteuse, les deux soeurs jumelles de la pollution inavouable.
Cette pollution est la plus importante et la plus dangereuse car nous absorbons quotidiennement, en «toute quiétude et aveugle confiance», les substances chimiques les plus toxiques.
S'il existe de vagues contrôles des produits alimentaires, qu'en est-il pour les médicaments dispensés à profusion par les médecins ou achetés sans ordonnance en fonction d'un besoin qui s'avère trop souvent inutile ?
Le seul contrôle existant est un contrôle a posteriori, lorsque le médecin traitant et le patient se rendent compte de l'efficacité, de l'innocuité

ou des actions indésirables et parfois mortelles de certaines molécules.
Si certains médicaments ont été retirés du marché, à la suite de nombreux accidents, d'autres continuent d'y figurer et de causer des ravages à moyen et à long termes.
L'objet de cet ouvrage est de faire le point sur le danger que représente la pollution médicamenteuse qui agit en synergie avec la pollution alimentaire pour provoquer l'affaiblissement des défenses immunitaires des individus et induire ainsi un processus thanatrogène qui risque de réduire progressivement le taux de vitalité de l'espèce humaine.
Faut-il rappeler qu'il n'existe jamais de meilleur médecin que soi-même ?
Tout ce qui est bénéfique pour l'organisme existe naturellement dans le milieu où il est né, vit, croît et meurt.
L'homme «moderne» ou qui se prétend tel, qui s'est détaché de ses racines profondes, a oublié ce principe et perdu la connaissance des thérapeutiques naturelles.
Dans l'esprit de la plupart des gens, les médicaments guérissent. Ce n'est pas vrai... et surtout pas les médicaments prescrits par la médecine allopathique, dite officielle.
L'organisme humain est une mécanique de très haute précision. Comme toute mécanique, il y a lieu de l'entretenir et de le ménager afin qu'il fonctionne parfaitement le plus longtemps possible.
Conserver un bon état de santé constitue le bien le plus précieux et l'assurance d'une longévité sans problèmes.
De nos jours, nombreux sont ceux qui ne se préoccupent pas suffisamment de leur organisme. D'autres, au contraire, se soignent trop et font une confiance aveugle aux médicaments allopathiques de synthèse très souvent toxiques et «explosifs».

Comme le disait si bien André Malraux, à propos de l'art : Le siècle à venir sera placé sous le signe d'une agriculture biologique et des médecines naturelles... ou ne sera pas.

Sommaire

SIGNIFICATION

DE QUELQUES TERMES MEDICAUX DESIGNANT DIFFERENTES MALADIES.

ADENOME:

Tumeur constituée par les tissus glandulaires, se développant aux dépens d'une glande quelconque de l'organisme.

AGRANULOCYTOSE:

Absence ou disparition d'une variété de globules blancs: Les polynucléaires neutrophiles. Cette maladie s'individualise par: Une angine ulcéro-necrotique —Un syndrome infectieux— Une diminution importante des polynucléaires neutrophiles. Evolue vers la mort.

ALCALOSE:

Le plasma sanguin présente un équilibre constant entre l'acidité et l'alcalinité avec légère tendance alcaline qui se traduit par PH = 7,35. Si le PH du plasma est supérieur à 7,40, le sérum devenant franchement alcalin, il y a alcalose.

ANEMIE:

Diminution de la quantité d'hémoglobine contenue dans un volume de sang donné. Il existe 3 sortes d'anémie: Anémie hyperchrome où il y a diminution de l'hémoglobine plus forte que la diminution des globules rouges.

Anémie Hypochrome où il y a diminution des globules rouges plus forte que la diminution de l'hémoglobine.
Anémie Normochrome, quand il existe un parallélisme entre l'abaissement des deux éléments.

APLASIE MEDULLAIRE:

Arrêt du développement d'un organe ou absence de regénération des éléments qui le constituent. Ici, précisément la moelle.

ASTHENIE:

Affaiblissement d'une ou de plusieurs fonctions de l'organisme. Celui-ci ne réagit plus normalement aux excitations. L'asthénie aboutit à une limitation de l'activité physique et intellectuelle.

ATAXIE:

Manque de coordination des mouvements volontaires. Troubles de l'équilibre lorsque le sujet marche ou se tient simplement debout.

CANDIDOSE:

Maladie parasitaire provoquée par le champignon Candida donnant lieu à des atteintes localisées à la cavité buccale, à la muqueuse génitale, à la peau, au niveau du tube digestif, au niveau des poumons. Peut provoquer une infection généralisée de l'organisme.

DERMATITE:

Affection de la peau d'origine inflammatoire.

DIPLOPIE:

Vision double des objets.

DYSURIE:

Difficulté à l'émission des urines.

EMPHYSEME :
Toute infiltration de gaz dans le tissu cellulaire de l'organisme.

ERYTHEME :
Terme désignant toute rougeur de la peau.

GLYCOSURIE :
Présence de sucre dans les urines.

HEMATURIE :
Présence de sang dans les urines.

HIRSUTISME :
Poussée excessive de poils chez la femme.

HYPERTRICHOSE :
Développement exagéré du système pileux.

HYPERURICEMIE :
Augmentation du taux de l'acide urique contenu dans le sang.

HYPERAZOTEMIE :
Elévation du taux de l'urée sanguine.

HYPOKALIEMIE :
Diminution du taux de potassium dans le sang.

ICTERE :
Jaunisse ou coloration jaune de la peau due à une imprégnation des tissus par des pigments biliaires et notamment de la bilirubine.

LEUCOPENIE :
Diminution du nombre des globules blancs dans le sang.

MYOPATHIE :
Atrophie progressive des muscles.

NEUTROPENIE :
Diminution du nombre de polynucléaires neutrophiles.

OEDEME DE QUINCKE :
Inflammation - Infiltration dans les tissus d'un liquide séreux et distension consécutive. Oedème cutané de type allergique caractérisé par l'apparition brusque d'une tuméfaction saillante de grosseur variable, avec sensation de tension, de brûlure ou de prurit. Il siège le plus souvent à la face et peut aussi se former sur la muqueuse pharyngée.

OSTEOPOROSE :
Diminution de la trame osseuse. Les os deviennent poreux.

PRURIT :
Démangeaisons provoquant le grattage. Peut être localisé ou généralisé.

SPLENOMEGALIE :
Augmentation du volume de la rate.

TACHYCARDIE :
Accélération des battements du coeur.

THROMBO-EMBOLIE :
Affectation caractérisée par la formation multiple de caillots au niveau de la paroi des veines et risquant ainsi de provoquer des embolies pulmonaires.

THROMBO-PHLEBITE :
Formation au niveau de la paroi interne d'une veine d'un caillot adhérent, solide, risquant peu de se détacher.

THROMBOPENIE :
Diminution du nombre des plaquettes du sang.

Répertoire des médicaments ayant défrayé la chronique et de ceux qui sont toujours sur le marché, bien que dangereux

Produits mutagènes

Certains tranquillisants, hypnotiques, sédatifs, certains hallucinogènes, certains vaccins contre l'hépatite virale, la grippe, la brucellose, la rougeole, etc... Certains médicaments anticancéreux dont les alcolyants, l'uréthane, le formaldéhyde, les médicaments contre les maladies tropicales.

Produits tératogènes

(provoquant des anomalies et des monstruosités chez les nouveaux-nés), le métronidazole (Flagyl)*, la thalidomide (Contergan)*, certains médicaments pris durant la grossesse ou peu de temps auparavant tels que : anesthésiques généraux et locaux, analgésiques (aspirine, paracétamol, phénacétine), des anticonvulsifs et tranquillisants ou antidépresseurs comme le Diazépam, primidone, Troxidone, phénobarbital, etc...
Certains médicaments anticancéreux, certains antibiotiques, les hormones de synthèse (Prednisolone) non sexuelles, les hormones de synthèse sexuelles (androgènes et oestrogènes), des fébrifuges tels la chinidine, le carbonate de lithium, la méclizine, dérivée du diphénilméthane*, la marzine, dérivée de la méclizine*, le Lenotan (Debendox ou Bendectin)*, le Roaccutan et Accutane*, le Tigason* le diethyl-stilboestol*, Stilboestrol Borne * Distilbène Ucepha*, Oestrostilben*.

Produits dangereux psychothropes

Le Vallium, le Librium, le Nobrium, le Mogadon, le Rohypnol, la Phénothiazine (chlorpromazine-promazine, etc... Largactyl-Clozazine), les Benzodiazépines (Diazepam-Nitrazepam), les amphétamines*, le Metaqualone*.

Les produits anticonceptionnels

Toutes les pilules, l'Anovlar 21*, le Patentex*.

Les produits analgésiques

Le phénazone et dérivés (aminophénazone ou pyrazolone-prophénazone, etc...), Pyramidon*, la Phénacétine*, le Paracétamol*, le Métamizole (Novalgine et Nisidil)*, Amidopyrine*, Noramidopyrine, Clioquinol (Mexaform et Entero-Vioform)*, tous les salicylés (produits à base d'acide acétylsalicylique).

Anti-inflammatoires

La cortisone et ses dérivés (Déxaméthasone), indométacine, naproxene, sulindac, triamcinolone.

Anti-diabétiques

Insuline, Phenformine, Glucophage-Silubine Retard, Butformine.

Antihypertenseurs

Timolol, Aldomet, Dopamet, Sembrina, Réserpine, Serpasil, Serpasil Esidrex,

Lasix, Furosémide, diazoxyde, dihydralazine, chlorhydrate, d'oxprénolol, chlorydrate d'amiloride, maléate de timolol, Lasilix, Tenserlix, Prozozine, hydrochlorothiazide, tous les alpha et bêta-bloquants, propanolol, alprénolol, pindolol.

Antihyperlipidémie et athérosclérose
Clofibrate*, Apolan, Athéropront, liaptem, négalip, Régelan, Skléromexe, Athéro-Lip, Clofibral, Clofirem, Lipavlon 500, Normolipol, Lipanor, Lipanthyl, Lipur, Fluvisco*.

Vaso-dilatateurs
Complamin-Retard, Cyclospasmol, Gludilat, Lamuran, Lioftal, Panergon, Praxilène, Ranicol, Sibélium, Stugeron, Suprilent, Trental, Vasculat, Cardiazol Dicodid, Corvaton et Corvasal*.

Antirhumastimaux
Tous les médicaments à base de phénylbutazone et oxyphenbutazone*, Bétamétasone*, Tandéril et Butazolidine*, Indométacine-Indocid, Flosint*, Isoxicam*, Pacyl*, Vectren*, Sulindac.

Antiviraux
Catergen*, AZT*.

Antibiotiques
Chloramphénicol*, Urfamycine*, Fluimucil Antibiotic*, Ilosone*, Anamycine, érythromycine, paediatrocine, Ery-Toxinal, Togiren.

Laxatifs
Tous les laxatifs à base de phénophtaléine, diphénylméthane, oxyphénisatine.

Antiseptiques
Tous les produits à base de formaldéhyde, Formitrol*.

Anoréxigènes
Tous et en particulier : Amfépramone.

Médicaments antimicrobiens et antiparasitaires
Nitrofurantoïne (Furadoine, Furadantine), Furazolidone (Furoxane), Pyriméthamine, Sulfadoxine (Fransidar), des sulfamides tels Salazapyrine, Bactrim, Eusaprim, Exoseptoprix des macrolides tels l'érythromycine (Erythrocine), des céphalosporines (Céfradine, Céfalotine, Latamoxet, Moxalactam), des cyclines telles la Tétracycline et la minocytine (Minocyne).

(*) Tous les médicaments signalés par un astérisque ont provoqué des accidents graves rapportés par la presse internationale. Ces accidents ayant causé des centaines ou des milliers de victimes et ayant donné lieu ou non à des procès retentissants.
Tous les autres médicaments signalés et dangereux sont, pour la plupart, toujours sur le marché et sont responsables de la dégradation de la santé et de décès chez des dizaines de millions d'individus chaque année.

EMPHYSEME:

Toute infiltration de gaz dans le tissu cellulaire de l'organisme.

ERYTHEME:

Terme désignant toute rougeur de la peau.

GLYCOSURIE:

Présence de sucre dans les urines.

HEMATURIE:

Présence de sang dans les urines.

HIRSUTISME:

Poussée excessive de poils chez la femme.

HYPERTRICHOSE:

Développement exagéré du système pileux.

HYPERURICEMIE:

Augmentation du taux de l'acide urique contenu dans le sang.

HYPERAZOTEMIE:

Elévation du taux de l'urée sanguine.

HYPOKALIEMIE:

Diminution du taux de potassium dans le sang.

ICTERE:

Jaunisse ou coloration jaune de la peau due à une imprégnation des tissus par des pigments biliaires et notamment de la bilirubine.

LEUCOPENIE:

Diminution du nombre des globules blancs dans le sang.

MYOPATHIE:

Atrophie progressive des muscles.

NEUTROPENIE:

Diminution du nombre des polynucléaires neutrophiles.

OEDEME DE QUINCKE:

Inflammation-Infiltration dans les tissus d'un liquide séreux et distension consécutive. Oedème cutané de type allergique caractérisé par l'apparition brusque d'une tuméfaction saillante de grosseur variable, avec sensation de tension, de brûlure ou de prurit. Il siège le plus souvent à la face et peut aussi se former sur la muqueuse pharyngée.

OSTEOPOROSE:

Diminution de la trame osseuse. Les os deviennent poreux.

PRURIT:

Démangeaisons provoquant le grattage. Peut être localisé ou généralisé.

SPLENOMEGALIE:

Augmentation du volume de la rate.

TACHYCARDIE:

Accélération des battements du coeur.

THROMBO-EMBOLIE:

Affection caractérisée par la formation multiple de caillots au niveau de la paroi des veines et risquant ainsi de provoquer des embolies pulmonaires.

THROMBO-PHLEBITE:

Formation au niveau de la paroi interne d'une veine d'un caillot adhérent, solide, risquant peu de se détacher.

THROMBOPENIE:

Diminution du nombre des plaquettes du sang.

INTRODUCTION

On pouvait lire dans une revue médicale parue en 1980, sous la signature d'un dénommé J. Paupe:

«Après la mort à Lyon d'un malade allergique à l'amidopyrine: Un homme vient de mourir à Lyon après l'injection d'un analgésique contenant de l'amidopyrine. Cet accident est d'autant plus tragique que le malade avait multiplié les avertissements «allergique à l'amidopyrine», destinés au personnel infirmier.

Malheureusement pour lui le personnel infirmier nuitamment rencontré dans les hôpitaux n'est pas toujours formé au point de savoir que bon nombre de spécialités contiennent cet analgésique puissant mais parfois, on le voit, dangereux en raison des allergies possibles et aussi d'exceptionnels accidents hématologiques qu'il peut susciter»

L'auteur de l'article destiné à être lu uniquement par des médecins ajoute quelques commentaires:

«La prévision d'une allergie est impossible avant sa survenue: le test de transformation lymphoblastique permet de savoir si une personne est déjà allergique à un produit, pas si elle le sera. Les injections «test» sous cutanées sont dangereuses et de plus peuvent sensibiliser. Un nombre très important de médicaments peut être responsable d'une sensibilisation, sans que l'on puisse même à priori le prévoir, puisque même des corticoïdes et des immunosuppresseurs peuvent induire une allergie parfois sévère.

Les protéines sont directement immunogènes...

Les impuretés liées à la drogue et involontairement administrées avec elles peuvent être hautement immunogènes...».

Ce texte très explicite entraîne diverses observations:

La responsabilité des médecins semble éludée par la mise en cause du personnel infirmier. Or, quiconque a la pratique des hôpitaux sait trés bien qu'en aucun cas, le personnel infirmier n'a pouvoir de décision quant aux analgésiques à administrer aux malades. Dans ce cas particulier, il existe donc un médecin responsable mais l'auteur de l'article précité, lui-même médecin, rejette la responsabilité du drame qui s'est joué sur le personnel infirmier et cela peut être qualifié de manoeuvre basse et lâche.

De plus, l'auteur de l'article reconnait que le personnel que l'on rencontre, la nuit, dans les hôpitaux est peu ou pas qualifié. Pourquoi?

La réponse est simple à donner:

S'il s'agit réellement de personnel infirmier, il faut bien le dire, effectivement, ce dernier n'a pas reçu la formation nécessaire et obligatoire pour prendre soin du malade avec une quelconque efficacité.

Ou alors, il ne s'agit pas de personnel infirmier, mais de personnel subalterne, manoeuvre en quelque sorte, qui ne possède aucune qualification en matière de soins à prodiguer aux malades et qui, par conséquent, n'est nullement habilité à procéder à des injections d'analgésiques. Or il est bien connu que fort souvent, faute, de personnel qualifié ou de personnel tout court, ce sont des manoeuvres bénévoles qui pratiquent des actes médicaux.

Le médecin, auteur de l'article précité explique que la prévision d'une allergie est impossible avant sa survenue et qu'un très grand nombre de médicaments peut être responsable d'une sensibilisation, sans que l'on puisse le prévoir, en particulier les corticoïdes et les immunosuppresseurs. Alors, l'on est en droit de se poser une question. Pourquoi, puisque la médecine sait cela, continue-t-elle à prescrire ces médicaments?

Enfin, le médecin, auteur de l'article met en cause les laboratoires en écrivant:

«Les impuretés liées á la drogue et involontairement administrées avec elles peuvent être hautement immunogènes».

Comment est-il possible que des impuretés figurent dans les produits commercialisés qui ont obtenus un visa du ministère de la Santé?

Les laboratoires ne feraient-ils pas consciencieusement leurs préparations qui ont pour but de guérir les malades et non de les envoyer avant terme *"ad patres"*?

Tout cela n'apparait pas bien sérieux et l'on serait susceptible d'en rire si chaque jour plusieurs malades ne décèdaient pas à la suite de l'administration par injections ou par la voie orale de semblables médicaments "explosifs".

Le malade de Lyon, savait qu'il était allergique aux analgésiques à base d'amidopyrine et en avait averti le personnel infirmier, aux dires de l'auteur de l'article. Cependant, ce personnel n'a tenu aucun compte de ces avertissements et n'a pas alerté le ou les médecins de service. Si cela fut fait, ce que je pense d'ailleurs, le ou les médecins de service ont fait preuve de négligence coupable. En effet, nombreux sont ceux qui s'en tiennent à ce que leurs prédécesseurs en milieu hospitalier leur ont appris, c'est à dire l'administration aux patients de 3 ou 4 analgésiques à base de Noramidopyrine. Les noms de ces 3 ou 4 spécialités sont devenus pratiquement des "leit-motiv" de prescriptions de la même manière que l'on connait à force de publicité 3 ou 4 marques de fromages. De toutes manières, il n'existe dans les hópitaux, aucune autre marque d'analgésiques et la responsabilité en incombe évidemment au personnel d'administration de l'hôpital, que les laboratoires favorisent, pour ne pas employer un autre terme, par différents avantages.

Ce sont évidemment **les malades** qui font les frais de semblables agissements à tous les niveaux.

Faut-il-ajouter que l'auteur de l'article en qualité de médecin, ment, lorsqu'il parle d'exceptionnels accidents hématologiques:

En effet, ce genre d'accidents **est très fréquent.** L'amidopyrine et la **noramidopyrine** provoquent des agranulocytoses mortelles. Il suffit d'absorber 1/2 comprimé pour certains patients, lequel est susceptible de provoquer leur décès.

De toutes manières, s'il n'y a pas décès, la formule sanguine de tout individu qui est traité par des spécialités à l'amidopyrine ou la noramidopyrine se trouve fort souvent modifiée et altérée.

Le jeu en vaut-il la chandelle? Peut-on délibérément mettre en balance la vie d'un malade et le fait de vouloir supprimer chez lui la douleur temporaire provoquée par quelque maladie que ce soit?

Je voudrais citer un exemple parmi tant d'autres:

Le 31 mai 1978, par décision du ministère de la Santé et de la Sécurité Sociale, la **phenformine**, médicament antidiabétique, a été retiré du marché. Or ce produit était commercialisé depuis plus de 13 ans par le laboratoire Roger Bellon, fabricant de l'**Insoral**, seul produit, à base de **phenformine** commercialisé en France. Cette décision faisait suite à une proposition de la Commission technique de pharmacovigilance. Cet antidiabétique de la classe des biguanides est en effet susceptible de favoriser des troubles métaboliques graves, difficiles à prévoir et à contrôler.

Les travaux qui ont été menés par la Commission technique de Pharmacovigilance, en collaboration avec le fabricant, ont fait apparaitre que les contraintes de précautions d'emploi et de contre-indications propres à cette classe thérapeutique n'étaient pas de nature à éviter les effets indésirables observés et à assurer de façon suffisante la sécurité de prescription que sont en droit d'attendre le malade et le médecin.

La Commission technique de Pharmacovigilance a donc conclu que les risques encourus étaient trop grands pour permettre le maintien de la **phen-**

formine sur le marché, d'autant plus que d'autres substances d'indication thérapeutique identique (sulfamides hypoglycémiants et un autre biguanide, la Metformine) demeurent disponibles. Ces médicaments, dans l'état actuel des connaissances entrainent des effets indésirables de moindre importance.

Ce produit a fait l'objet d'un retrait du marché dans plusieurs pays et notamment au Canada et en Norvège. Aux Etats-Unis, la **phenformine** a été retirée du circuit commercial général. De toutes manières, aucun biguanide n'existe sur le marché américain.

Ainsi, durant 13 années, en France, puisque ce produit avait été commercialisé en 1964, de très nombreux diabétiques ont subi les effets métaboliques graves entrainés par la prise de ce biguanide.

Qui s'en est préoccupé et qui s'en préoccupe aujourd'hui?

Comment expliquer que le fabricant qui était forcément au courant du retrait effectué dans d'autres pays et en particulier dans un grand pays comme les U.S.A, ait pu continuer à vendre ce produit qu'il savait néfaste pour les malades?

Il aura fallu que des centaines ou des milliers d'observations rapportées dans ce que l'on nomme des fiches d'alerte parviennent au Centre national de pharmacovigilance, créé en janvier 1974, pour qu'une décision soit prise par le ministère de la santé décidant du retrait de la Phenformine du marché.

Quatre années et 5 mois s'étaient écoulés entre la création du Centre de Pharmacovigilance et le retrait de la spécialité à base de **phenformine.**

Quand le fameux **stalinon** a été retiré de la vente, il avait déjà causé en France la mort de **300 personnes**.

Le **mer 29** a été interdit après qu'il ait rendu de nombreuses personnes **aveugles**.

L'**amidopyrine** a été interdite dans de nombreux pays, aprés avoir provoqué de nombreux accidents mortels.

La **l-asparaginase** présentée comme un remède miracle contre la leucémie n'a plus été fabriquée quand on s'est aperçu qu'elle provoquait chez l'homme un accroissement des cellules malignes et des dégâts considérables sur les reins.

Le **chloramphénicol** a vu sa production réduite de 80% aux U.S.A.; quand on a constaté qu'il produisait des collapsus cardio-vasculaires conduisant á la mort.

L'Isoprénaline a provoqué la mort de 3 500 personnes en Grande-Bretagne entre 1961 et 1967.

Le **stilbestrol** administré aux femmes enceintes provoque le cancer du vagin chez les filles, 15 ou 20 ans après. L'Organisation Mondiale de la Santé (O.M.S.) vient de jeter un cri d'alarme à ce sujet et d'éditer une monographie signée du Professeur Robert W. Miller, directeur de l'Institut du Cancer de Bethesda—U.S.A.

Faut-il signaler d'autre produits tels que: **Thalidomide l'éraldine, le ménocil, le clioquinol** etc... etc... qui ont causé bien des catastrophes au plan thérapeutique.

Pourtant tous ces médicaments avaient été testés sur des animaux.

Dois-je citer le Professeur Lwoff, prix Nobel de médecine 1972:

«30% des maladies sont causées par les médicaments».

Et le Professeur Cambier qui partage la même point de vue.

L'espérance de vie des cancéreux n'a pas augmenté depuis 50 ans. Telle est l'opinion d'un rédacteur du Journal *"Le Monde"* dans un article paru le 11/10/78.

Le journal **"Time"**, le 8/12/75 écrivait: *«Le nombre de cas de cancer augmente de plus de 3% par an—5% d'aprés les statistiques américaines.*

De 4% en 1956, le taux de naissances d'enfants anormaux est passé à 10,8% en 1978.

Le colloque de Nice en février 1976 constate: Il y a de plus en plus d'hémorragies cérébrales et chez des sujets de plus en plus jeunes.

En 20 ans, de 1950 à 1970, le nombre des mises en invalidité pour maladies mentales a quadruplé.

La *"Vie médicale"*, le 16/04/1974 déclare: *Les maladies cardio-vasculaires tuent de plus en plus d'adultes jeunes et d'âge moyen.*

Il y a 10 fois plus de diabétiques qu'avant guerre, 2 a 3% contre 0,2 à 0,3%.

Le nombre des sourds a doublé en 30 ans. (Médecine praticienne N.° 558).

—99% des médicaments sont inutiles (Professeur Minkowsxki).

—61% des naissances anormales sont dues aux médicaments (Professeur Muller de Munich).

Lorsqu'on interroge des malades quant aux médicaments qu'ils ont pris sur prescription de la médecine allopathique, nous sommes généralement effrayés de voir à quel point ils ont naïvement absorbé quantité de produits dangereux, accordant une confiance quasi-totale aux différents médecins consultés et qui chaque fois modifiaient les traitements précédents, sans succès.

C'est ainsi que j'ai eu l'occasion de connaitre des patients qui en quelques mois ou quelques années avaient navigué dans un océan de prescriptions aberrantes mettant en danger leur vie ou leur psychisme.

Sans même vouloir mettre en cause les médicaments prescrits, du fait de mon ignorance à l'époque en la matière, il me suffisait de constater les résultats obtenus et à quel point leur organisme était dégradé!

Par une cessation définitive ou progressive de la prise de certains des remèdes en cours, il m'arrivait alors de voir chez mes patients, une amélioration spectaculaire.

Evidemment, le malade était seul juge de la continuation ou non de la prise des médicaments auquel il s'était habitué depuis longtemps déjà. Je me suis toujours gardé d'exiger qu'il interrompe brutalement un traitement en cours.

Toutefois, il faut croire que ceux qui ont pris la responsabilité d'abandonner les remèdes de synthèse s'en sont bien trouvés, manifestant de la sorte du courage et une certaine intelligence.

Fort de ces expériences quasi-journalières, je me suis attaché à comprendre pourquoi de très nombreux médicaments de synthèse pouvaient se révéler nocifs pour l'organisme humain.

L'ouvrage que je présente est le fruit de cette tentative qui a débouché en définitive sur la conclusion suivante:

Le monde des malades est victime d'une véritable pollution provoquée par les laboratoires de produits pharmaceutiques.

Si certains laboratoires produisent des spécialités bénéfiques la grande majorité inonde le marché de drogues et poisons.

Les médecins apparaissent comme les victimes d'une publicité mensongére effectuée par les laboratoires ou sont incompétents ou négligents dans leurs prescriptions, ou totalement inconscients. Les pharmaciens ne sont plus que de vulgaires commerçants, pourvoyeurs de drogues ou de simples droguistes.

Quand aux malades, tout au bas de l'échelle des responsabilités, ils ne sont plus autre chose que des cobayes ou des drogués.

A tous les stades, chacun est responsable et particulièrement les laboratoires qui pour des raisons évidentes de profits souvent scandaleux mettent sur le marché pharmaceutique des produits dangereux et explosifs.

Il n'y a pas lieu, je pense, de mettre en cause le ministère de la Santé qui est souvent alerté trop tard et se trouve induit en erreur par des dirigeants de laboratoires peu scrupuleux, lors de la délivrance des visas.

Cependant, parfois, a existé une collusion évidente entre les laboratoires et le pouvoir politique dont certains représentants possédaient des intérêts financiers considérables en tant que participants à des sociétés industrielles pharmaceutiques. Il est bien connu que divers laboratoires pharmaceutiques financent les activités électorales de certains groupes politiques. De là à conclure que le pouvoir et par conséquent le ministère de la Santé a fermé les yeux sur un grand nombre d'abus ou toléré la commercialisation de produits considérés comme dangereux à la suite de multiples observations, il n'y a qu'un pas à franchir que le lecteur ne manquera pas de faire, j'en suis convaincu, avec raison.

Cet ouvrage rapporte avec un maximum d'objectivité l'étude de 330 substances chimiques de synthèse entrant dans la composition de 1 400 spécialités environ, couramment, prescrites en France et à l'étranger.

Je n'indique évidemment aucun nom de spécialités, laissant aux malades le soin de considérer si la ou les substances citées sont inscrites sur la notice qui est jointe au médicament.

Il existe actuellement plus de 8 000 spécialités dans **"l'arsenal"** thérapeutique français. Plus de 2 500 sont signalées comme comportant diverses actions indésirables.

En fait, 200 médicaments seulement suffiraient largement à soigner les maladies connues.

Chaque laboratoire se trouve légalement dans l'obligation lors de la mise sur le marché d'une spécialité de mentionner dans le *Vidal*, les actions secondaires. Chaque médecin possède un *Vidal* qu'il peut donc consulter à loisir et dont il doit tenir compte pour ses prescriptions aux malades. Sa responsabilité se trouve donc engagée s'il prescrit un remède capable de provoquer des accidents chez son patient, du fait que sont signalées les actions secondaires et indésirables dudit remède. Ces actions sont dites *"iatrogènes"*.

Les progrés de la thérapeutique exigent que chaque médecin en face de ses patients, fasse prudemment une évaluation de la valeur du médicament prescrit, une fois qu'il a été mis sur le marché. Chaque médecin doit s'informer de la façon la plus complète possible des effets secondaires et des interactions d'une drogue nouvelle.

Les laboratoires, eux, se trouvent donc légalement dégagés pratiquement de toute responsabilité dans la mesure où ils sont tenus de mentionner les actions secondaires et indésirables de leurs produits et également du fait qu'ils ont légalement obtenu un visa de commercialisation, délivré par le ministère de la Santé.

Il faut le dire, cette situation de fait est aberrante.

Enfin, je pense nécessaire de souligner que les Français dépensent chaque année environ 15 milliards de francs en médicaments de toute sorte et qu'une partie seulement en est prescrite par les médecins. Cette "thérapeutique sauvage" fait presque autant de victimes que les maladies elles-mêmes.

Il en est ainsi dans presque toutes les nations hautement industrialisées.

Les médecins qu'ils le veuillent ou non sont bien obligés de faire partie du «système» et de prescrire en principe les médicaments les meilleurs. Mais comment peuvent-ils faire un choix judicieux parmi tant de spécialités diverses dont on leur vante les mérites par une publicité effrénée ?

Ce n'est qu'en prescrivant qu'ils peuvent se rendre compte si tel ou tel médicament possède bien les propriétés mises en avant par les laboratoires. C'est donc le malade et le malade seul en définitive qui pourra affirmer si le médicament prescrit est efficace ou non. Le médecin en tiendra compte alors, favorisant par la suite tel remède plutôt que tel autre. Une longue pratique, comme en toutes choses, semble indispensable pour devenir un médecin compétent. De plus, il tiendra compte du fait vérifié que tel médicament ayant réussi avec tel patient n'a pas donné les résultats escomptés avec tel autre.

Le médecin, intelligemment, sait faire la part des choses. Parfois, il prescrit même des «placebo». C'est à dire des médicaments n'ayant absolument aucun pouvoir thérapeutique et çà marche...

Le médecin généraliste, en principe, n'a pas un interêt financier à privilègier lorsqu'il prescrit un médicament plutôt qu'un autre. Seule importe sa réputation auprès de ses patients.

En est-il de même pour les laboratoires? La réponse est: Tout le contraire. Les fabricants de remèdes ne sont animés que par la seule idée de profit. Leur unique politique consiste à essayer de vendre sur les marchés français et étrangers un maximum de leurs produits.

Certes, ils ont quelque mérite car une molécule nouvelle demande bien des efforts de recherche et d'expérimentations. Cela prend du temps et coûte beaucoup d'argent, une véritable fortune.

Mais quelle récompense financière après quelques années si le produit se vend à raison de 300 ou 700.000 boites ou flacons par mois! Or, c'est la seule chose qui les intéresse et non pas comme on serait en droit de le penser le fait d'avoir mis au point un médicament permettant de soigner avec la plus grande efficacité.

D'ailleurs, pour obtenir un visa de commercialisation et une autorisation de mise sur le marché, que d'expériences sur des animaux ou d'expériences cliniques sur des humains, que de tests plus ou moins «truqués», plus ou moins «sollicités» de la part du corps médical grâce à de petites ou grandes faveurs financières habilement dispensées et que tout le monde tait. Le secret est au départ, il demeure à l'arrivée. Tout est secret et les scandales voient rarement le jour, parce que tout le monde est «mouillé». La loi du silence joue parfaitement.

Le corps médical au plus haut niveau, satisfait de ces pratiques occultes ne rompt le silence que pour faire diversion en attaquant, par exemple, la méthode homéopathique à laquelle il dénie toute valeur scientifique.

L'un de ses plus éminents détracteurs, dénonçant le remboursement des remèdes homéopathiques, n'écrit-il pas: «Rien ne justifie l'alignement des produits homéopathiques sur les médicaments créés grâce à des efforts de recherche intensifs. Une médecine douce est une médecine dans laquelle existent des produits dont aucune activité chimique n'a été prouvée»*.

Soyons sérieux: Peut-on nier la valeur thérapeutique des substances contenues dans les plantes, lesquelles donnent toute son efficacité à la phytothérapie empirique et vieille comme le monde? médecine douce par excellence que des dizaines de milliards d'individus ont privilégiée depuis que l'homme existe sur notre planète?

La phytothérapie et l'aromathérapie, s'il fallait croire le professeur de pharmacologie clinique à l'hôpital Necker, constitueraient donc des «fantômes» de médecines puisque douces, dans lesquelles existent des produits dont aucune activité chimique n'a été prouvée!

---

* Philippe Meyer - Professeur de pharmacologie clinique à l'hôpital Necker.

Allons donc ! Ce distingué professeur semble oublier que les tout premiers médicaments étaient à base d'extraits de plantes, de vitamines contenues dans celles-ci et d'alcaloides isolés au fur et à mesure que la recherche progressait. Les extraits contenant différentes substances chimiques et les alcaloides, tout cela n'aurait-il pas été étudié, répertorié, expérimenté ? Et cela bien avant que les produits de synthèse ne soient mis sur le marché, car si synthèse fut réalisée ce fut bien parce que les formules chimiques contenues dans les extraits de plantes avaient été développées. Mais utiliser des plantes cela semblait mesquin et archaique et au nom de la science il fallait à toute force les remplacer par des produits de synthèse, oeuvre grandiose du génie médical, et surtout beaucoup plus économiques, donc plus rentables. Le profit a toujours guidé le pas des fabricants de drogues. De là, la mise sur le marché de corps chimiques isolés et morts qui, s'ils ruinent les organismes, font la fortune des laboratoires.

En matière de Phytothérapie, les efforts de recherche furent non seulement intensifs mais prolongés... sur plusieurs siècles. Ce qui constitue à n'en pas douter une sérieuse référence.

Si l'on accordait quelque crédit aux affirmations du professeur Ph. Meyer, en ce cas, l'aspirine n'aurait aucune activité chimique, la vincamine non plus, pas plus que l'extrait d'aubépine, le camphre, les acides malique, gallique, fumarique, citrique, l'eucalyptol, la spartéine, les sels minéraux, etc... etc..., puisque éléments d'une médecine douce. Il faut être sérieux : ce que semble ignorer le professeur Meyer c'est qu'un très grand nombre de médicaments allopathiques actuels sont constitués par des substances chimiques extraites de plantes et que ces médicaments sont fabriqués par un petit nombre de laboratoires très sérieux. On ne peut utiliser cet adjectif pour qualifier la grande majorité des laboratoires fabriquant des produits de synthèse, par souci de facilité et de lucre.

De même, la gemmothérapie, la lithothérapie, l'organothérapie, l'oligothérapie, médecines douces sont sans valeur puisque d'après le professeur Meyer, elles contiennent des produits dont aucune activité chimique n'a été prouvée ! Du moins c'est ce qu'il prétend car il ignore que chaque jour des études et recherches remarquables sont réalisées dans le cadre d'application de ces nouvelles médecines.

Hugues Gounelle de Pontanel, ancien professeur du Val de Grâce et ex-président de l'Académie nationale de médecine est un autre détracteur de l'homéopathie. Il estime qu'un médicament dilué au delà du nombre d'Avogadro ne peut agir et que l'homéopathie est fondée sur l'erreur. Il exulte lorsque le professeur Dry, à l'Académie de médecine, remet en question les travaux d'un chercheur de l'INSERM, nommé Benveniste, lequel avec beaucoup d'objectivité démontrait l'efficacité de certaines dilutions homéopathiques (hautes) exerçant un effet sur des cellules sanguines nommées basophiles. Il s'agissait d'Apis mellifica inhibant in vitro la dégranulation des polynucléaires basophiles humains induite par un allergène. Ceci se passait en 1985.

L'ex-président de l'Académie de médecine ignore sans doute les recherches probantes effectuées depuis par les équipes de chercheurs de l'université de Tours à propos de l'action de dilutions d'Ignatia sur les cellules nerveuses, et sans doute vaut-il mieux qu'il les ignore car il serait obligé de reconnaitre, je pense, que ses déclarations de 1985 étaient pour le moins «aventureuses».

Il serait fastidieux de citer ici tous les pontes de la médecine officielle, détracteurs avec quelque méchanceté et dépit des médecines différentes ou douces. Tous ces gens-là, à l'esprit étroit, conservateurs et sectaires, incapables d'une ouverture vers des horizons thérapeutiques autres que ceux qu'ils connaissent sont qualifiés par le professeur J. P. Escande de: «Porte-parole des Justes», lesquels justes sont pour lui «ceux qui savent la science et dominent donc réellement le mouvement du monde».

Que veut dire: Savoir la Science ? Cela n'a pas de sens. La science c'est non seulement connaitre ce qui est acquis mais également faire preuve d'idées nouvelles, remettre en cause les principes dogmatiques, échafauder des hypothèses et les vérifier expérimentalement, ne rien rejeter de ce qui semble ne pas être scientifiquement prouvable au premier abord et tenter de comprendre pour justement tenter d'assurer à certains phénomènes une base désormais scientifique. C'est être tolérant et ouvert à tout ce qui apparait ne pas correspondre aux critères fixés par les écoles. Le savant qui enregistre et demeure sur l'acquis régresse.

Citons Claude Bernard: «La vérité n'est jamais complète, elle est toujours relative, la recherche n'est jamais finie»; ou encore A. Lamierre: «Croire tout découvert est une erreur profonde; c'est prendre l'horizon pour les bornes du monde».

Que signifie: «Ceux qui savent la science dominent donc réellement le mouvement du monde» ?

Les «justes» nommés ainsi par le professeur J. P. ESCANDE ne seraient-ils pas plutôt des apprentis-sorciers dominant le mouvement du monde pour mieux le conduire à sa perte, en bouleversant l'ordre naturel des choses, dans le fracas d'une apocalypse ?

Tout ce qui est scientifique est basé sur le matérialisme et étouffe l'esprit. La science, c'est la négation de toute valeur spirituelle; comme la matérialisme, la négation même de l'esprit.

A la limite, preuves à l'appui, on peut chaque jour constater que les progrès de la science ont bouleversé l'équilibre fragile de notre planète et des individus, en touchant à l'ordre physique et chimique de tout ce qui est vivant. De là de multiples catastrophes se produisant tous les jours modifiant les climats, polluant l'air, les mers, les rivières, les lacs. De là, les armes sophistiquées et le danger prodigieux du nucléaire comme arme et comme source d'énergie.

De là, le danger considérable que constituent les moyens de communication audio-visuels entre les mains de groupes financiers ou politiques capables de manipuler les masses. Les progrès de la science, en ce cas précis, bouleversent l'équilibre des esprits.

La science chimiothérapique, enfin, tant prônée par la médecine allopathique détruit non seulement les organismes mais l'esprit qui les habite. Un simple exemple: De nombreuses substances chimiques contenues dans ce que l'on nomme les anti-dépresseurs ne sont pas entièrement éliminées par l'organisme d'une part et d'autre part, elles modifient le comportement du cerveau et par conséquent le psychisme de l'individu.

Dans un livre récemment édité*, le Professeur J. P. Escande consacre tout le chapitre 3 aux médecins qui s'opposent avec la plus grande rigueur à tout ce qui n'est pas médecine allopathique, dite scientifique. Il écrit: «Corps d'élite, les justes comptent en leurs rang une super-élite. Elle est composée de ceux qui dominent ce qu'on peut décrire comme "la technologie de la pensée"». «Pour eux, les justes... voir reparaitre au premier plan ce que les découvertes de la science avaient bel et bien fait passer par la trappe, assister aux proclamations triomphantes à prétention scientifique des tenants de médecines différentes agissant au coup par coup, c'est pécher contre la dignité même de l'esprit humain et de ses conquêtes. C'est confondre la science avec l'art ou la philosophie, et celles-ci avec l'émotion. C'est renoncer à la clarté au profit de l'obscur».

Et plus loin : «Le monde des justes est un monde dur, un monde d'ascèse, obéissant aux lois du tout ou rien, apportant chaque jour ses moments de désillusion, de foi envolée. Ceux qui, au prix de mille difficultés, déceptions, douleurs hautement consenties poursuivent le chemin n'imaginent pas que l'on puisse ne pas les considérer comme étant seuls sur le chemin de l'exact, et le chemin de l'exact comme étant le seul chemin. C'est parce qu'ils sont de cette trempe là que les justes crient et tempêtent lorsque de jolies histoires â dormir debout leur sont contées, sous prétexte d'une réaction révolutionnaire et salvatrice dirigée contre les «excès d'une science inhumaine».

Apitoyés, presque convaincus à la lecture de ces quelques phrases que les justes sont des saints, des martyrs de la science, victimes de l'incompréhension du commun, nous devrions presque pleurer...

Et puis, constatez: la percée des médecines douces empoisonne leur existence. Ils ne décolèrent pas et tempêtent contre tous ceux qui, médecins ou non-médecins tentent d'apporter un peu de vie et de renouveau à une médecine allopathique bien malade... par leur faute, coupables qu'ils sont de sectarisme et de conservatisme.

---

* Les Mirages de la médecine-Albin-Michel, 1987.

Gare aux accidents cardio-vasculaires, Messieurs les justes !

Au chapitre 4, intitulé les Convaincus du discutable, le Professeur Escande passe alors son temps à critiquer gentiment des gens comme Hahnemann, Arthur Vernes, le docteur Hervé, Ana Aslan et bien d'autres pour terminer par quelques phrases surprenantes résumant sa conviction de l'intérêt de la méthode homéopathique et d'autres en contradiction avec toutes les remarques plus ou moins perfides figurant au chapitre 3 précédent. Que comprendre ?

Je pense que le Professeur Escande a écrit cet ouvrage pour deux raisons : La première parce qu'il est resté médecin classique jusqu'au bout des ongles et qu'il assiste impuissant à la percée des médecines douces. Alors il se défend et défend ses pairs situés au plus haut niveau.

La seconde, parce qu'en fait et au plus profond de lui-même, il doute de l'efficacité et de l'avenir de la médecine officielle et qu'il se sent naturellement porté, car intelligent et d'esprit très ouvert, vers des horizons thérapeutiques différents qui le séduisent.

En définitive, ce que souhaite le Professeur Escande, c'est qu'un jour, l'on puisse donner une base scientifique à certaines médecines parallèles. C'est ce que je crois comprendre : on ne peut que l'approuver s'il en est bien ainsi.

Mais une question se pose alors : Comment aborder scientifiquement certaines médecines douces dans lesquelles on fait la part la plus importante pour ne pas dire essentielle au psychisme seul générateur de la maladie ou de la guérison ?

La science nous a t-elle démontré et expliqué en cette fin de vingtième siècle comment fonctionnait le cerveau, susceptible d'influencer, de diriger des groupes de cellules spécialisées constituant nos organes ? de déséquilibrer celles-ci ou au contraire de rétablir un équilibre perturbé par ce même cerveau dans des circonstances qu'il est très difficile d'établir ? Non.

Le «placebo» constitue certainement le meilleur exemple à citer. Les résultats sont là, très souvent bénéfiques et on ne peut cependant rendre compte de son action.

Voici ce qu'en pense le Professeur Escande : «En tant que rapporteur devant la commission d'autorisation de mise sur le marché des médicaments, je n'ai pu qu'être surpris par certaines conclusions se recoupant mal...

Pour interpréter les données recueillies on fait appel à des staticiens. Pour vérifier qu'aucune malice ne les a inspirés on les fait contrôler en commission par d'autres staticiens et la conclusion tombe, parfois inattendue : un médicament (la préparation contenant le principe actif) est quelquefois efficace chez 30-40-50 pour cent des patients... mais le placebo revendique les mêmes succès. Que penser alors ? Que les malades sont imaginaires ? que les maladies guérissent toutes seules ? que le médicament marche par une voie, le placebo par une autre ? Mais comment cela pourrait-il être puisque-tout de même – le malade NE SAIT PAS s'il reçoit le vrai médicament ou le placebo».

Le Professeur Escande poursuit : «L'effet placebo est la voie royale qui mène à la compréhension des rapports du physique et du moral de l'homme...

Le milieu scientifique doit prendre le problème du placebo autrement qu'il ne le prend. Il faut s'y plonger à la Pasteur...

Sans toucher en rien à la foi, au sacré, sans entrer dans des discussions où tout vraiment a été dit et qui ne progressent guère plus, sur la valeur réelle de l'homéopathie, du magnétisme, de la radiesthésie, il faut armés des moyens et des outils de la science, comprendre comment s'y prend la nature pour faire que «rien» -le placebo- donne «beaucoup» : l'amélioration ou la guérison. Qui hausse les épaules devant le placebo, qui ne veut pas aujourd'hui en faire sa préoccupation première, qui rit et se moque manque au devoir le plus sacré du scientifique... Qui dominera l'effet placebo apportera en médecine la révolution attendue depuis précisément la révolution pastorienne».

Que conclure ? Tout cela est facile à dire mais il s'agit d'un voeu pieux irréalisable avant longtemps et je ne pense pas que ce soit un médecin qui parviendra à résoudre le problème du placebo. Comme l'exprime le professeur Escande : «Il faut s'y plonger à la Pasteur». Or, n'oublions jamais que Pasteur n'était pas médecin, et qu'il est l'auteur de cette phrase : «Au début des recherches expérimentales, l'imagination doit donner des ailes à la pensée».

Imagination... pensée... certainement pas celles des justes du Professeur Escande !

Le «savoir» conservateur n'a jamais fait progresser la science.

Enfin, et parce que les constations du professeur Escande à propos du placebo vont dans le sens de mon ouvrage, je dirai qu'il apparait que les médicaments ne servent à rien dans 30-40-50 pour cent des cas et peut-être davantage.

CHAPITRE I

MÉDICAMENTS DANGEREUX

LE
DOSSIER NOIR
DES
MÉDICAMENTS DE SYNTHÈSE

La pollution chimiothérapique

Etude des actions primaires, secondaires et indésirables de 330 substances chimiques de synthèse entrant dans la composition de 1 400 spécialités pharmaceutiques.

RÉAGISSEZ !

Informez-vous et ne vous laissez plus droguer ou empoisonner.

Avant de consommer un médicament : lisez la notice et constatez si les formules chimiques figurent dans le DOSSIER NOIR des MÉDICAMENTS DE SYNTHÈSE.

Dr. LOUIS DE BROUWER

MÉDICAMENTS DANGEREUX

Il n'existe pas de meilleur médecin que soi-même.

Tout ce qui est bénéfique pour l'organisme existe naturellement dans le milieu où il est né, vit, croît et meurt.

L'homme "moderne" ou qui se prétend tel, qui s'est détaché de ses racines profondes, a oublié ce principe et perdu la connaissance des thérapeutiques naturelles.

Je propose à mes lecteurs de redécouvrir ce principe essentiel que les produits chimiques de synthèse ont tenté, en vain, d'effacer depuis 55 ans.

Dans l'esprit de la plupart des gens, les médicaments guérissent. Ce n'est pas vrai... et surtout pas les médicaments prescrits par la médecine allopathique, dite officielle.

Si quelques uns comme les antibiotiques sauvent des vies humaines, la majorité des substances contenues dans les spécialités tant vantées par les laboratoires a une action nocive primaire ou secondaire.

Certaines tuent à petit feu.

L'organisme humain est une mécanique de très haute précision. Comme toute mécanique, il y a lieu de l'entretenir et de le ménager afin qu'il fonctionne parfaitement le plus longtemps possible.

Conserver un bon état de santé constitue le bien le plus précieux et l'assurance d'une longévité sans problèmes.

De nos jours, nombreux sont ceux qui ne se préoccupent pas suffisamment de leur organisme. D'autres, au contraire, se soignent trop et font une confiance aveugle aux médicaments allopathiques de synthèse très souvent toxiques et "explosifs".

De même que l'homme a été conditionné sur le plan économique, politique, religieux, social, intellectuel, de même une certaine manière thérapeutique lui a été imposée dès le début du 19 ème siècle, par la médecine allopathique c'est-à-dire celle qui traite les maladies avec des remèdes d'une nature contraire à ces maladies.

Hippocrate, père de la Médecine écrivait : Les contraires sont guéris par les contraires. La maladie est produite par les semblables et par les semblables que l'on fait prendre, le patient revient de la maladie à la santé. Ainsi de deux façons opposées, la santé se rétablit.

La médecine allopathique s'est attachée seulement au premier terme de cet écrit, négligeant complètement le second.

Faut-il parler d'erreur? d'interprétation restrictive dans un but de facilité ? La réponse est bien difficile à donner.

Jusqu'à la fin du 18 ème siècle, tant que la médecine demeurait empirique, comportant des réminiscences des thérapeutiques magiques ou paramagiques des anciens, utilisant des potions préparées à base de plantes qui avaient fait leurs preuves au cours des siècles, le malade, s'il ne guérissait pas toujours, du moins pouvait prétendre avoir été soigné pour sa maladie autant que faire se peut, sans courir le risque d'en contracter d'autres plus graves par la prise de remèdes dangereux.

En ces temps là, la nature, meilleur médecin que l'homme faisait le reste et souvent hâtait la guérison au moment où l'on s'y attendait le moins.

Il est vrai que par suite des conditions de vie, la résistance des individus était beaucoup plus grande que de nos jours.

Pour une simple grippe, on n'allait pas consulter et se gorger de produits chimiques douteux, la plupart du temps inefficaces, bien que coûtant une petite fortune.

Avec l'avénement de l'ère industrielle, tout changea.

Le déesse «RAISON» qui présidait à ce début du 19 ème siècle fit rejeter les pratiques d'un autre temps. Au nom de cette révolution essentiellement matérialiste et mécanique, la nature qui n'était pas un produit de l'intelligence humaine fut reléguée au second plan. Au nom de cette intelligence, il eut été trop simple de continuer à utiliser des produits généreusement offerts par des éléments aussi primitifs et élémentaires que les végétaux et les roches.

Parvenir par la chimie à reconstituer les mêmes produits ou leurs équivalents, c'était affirmer la suprématie de l'intelligence sur la matière!

De cette capitale erreur et de cette tournure d'esprit qui se changea rapidement en mode, naquit l'industrie pharmaceutique.

Il ne fut plus question que de produits de synthèse et c'est avec une véritable frénésie que les laboratoires du monde entier se mirent à les fabriquer. N'importe quoi fut produit n'importe comment pour amasser un maximum de profits. Comme dans toute affaire industrielle le problème des débouchés s'avérait très important. Un marché potentiellement inépuisable s'offrait aux alchimistes d'un nouveau genre et à leurs spécialités. Encore fallait-il trouver non pas des vendeurs qui existaient déjà, les apothicaires, encore trop préoccupés par leurs préparations savantes, mais des «managers» préconisant l'emploi des innombrables et coûteux ingrédients.

Ce fut chose relativement facile. La médecine se cherchait encore, ne sachant à quel saint se vouer après bien des siècles d'expérimentations hasardeuses, d'ignorance et de superbe prétention.

Après avoir trahi les principes hippocratiques dès l'origine, n'en saisissant ni l'esprit ni la forme, erré durant des siècles à la recherche d'une quelconque vérité thérapeutique qui se dérobait sans cesse, s'être opposée par les sarcasmes et les calomnies et par d'autres moyens souvent inqualifiables, à tous ceux qui ne dépendaient pas de l'Académie de Médecine, ou qui ne voulaient pas se plier à ses règles, après avoir contesté la valeur de la méthode Hahnemannienne dès avant 1835 et ensuite, alors même que les guérisons par cette nouvelle thérapeutique étaient innombrables, la médecine allopathique officielle allait devenir pour les industriels en produits chimiques de synthèse, une auxiliaire précieuse.

On pouvait concevoir à la rigueur qu'un apothicaire ou un pharmacien n'ayant plus à réaliser de préparations devienne un simple distributeur de produits élaborés et conditionnés par l'industrie ainsi que le font les épiciers et les droguistes. Aux ETATS-UNIS et dans certains pays scandinaves, les médicaments sont bien vendus dans les DRUG-STORES par des gens qui ne possèdent pas de diplôme de pharmacien! Mais ce qui semble difficile à admettre c'est que les médecins soient devenus des pourvoyeurs de drogues au profit des laboratoires dont ils sont devenus les seuls supports de vente.

En-dehors de toute expérimentation personnelle, se fiant à une publicité souvent mensongère qui les matraque journellement, ils prescrivent à leurs patients une multitude de produits susceptibles d'engendrer des affections iatrogènes. Cet adjectif a d'ailleurs été inventé par la Médecine allopathique pour désigner ces inconvénients dangereusement toxiques.

Les produits de synthèse actuels n'ont rien à voir avec aucune des substances produites par la vie. Construits de toutes pièces, ce sont des corps morts et leur introduction dans l'organisme du fait qu'il s'agit de corps chimiques étrangers à nos structures provoque leur rejet. Ce rejet, hélas ne s'effectue pas sans léser divers organes de manière irréversible. Au produit chimique s'oppose le médicament naturel qui, lui, est une production de la vie. Il est certain qu'au cours de l'évolution nous avons intégré en nous des structures antérieures de l'univers et qu'existent des phénoménes électromagnétiques, des résonnances vibratoires, des concordances entre la plante et l'homme, entre les roches et métaux et chaque être humain.

Ainsi, submergés par la production pharmaceutique, trop de médecins surchargent à leur tour leurs patients d'une invraisemblable quantité de produits toxiques onéreux. Ils acceptent sans sourciller l'affirmation d'une innocuité vérifiée par de soi-disant tests de laboratoire alors même que chaque médicament figure dans le dictionnaire VIDAL et que sont indiquées les actions indésirables desdits médicaments. Mieux, on peut lire parfois sous le nom d'un médicament que les propriétés vantées n'ont pu être vérifiées lors d'expérimentations cliniques! Comment admettre alors que ce médicament soit commercialisé? Il en est pourtant ainsi.

En FRANCE, pour traiter les différentes formes de maladie, le praticien moderne dispose de quelques 8 000 produits répertoriés; la plupart de synthèse.

Et de toutes manières, nul ne sait quelles réactions chimiques complexes se produiront dans l'organisme à la suite de l'absorption de plusieurs médicaments prescrits en association. Toute intéraction entre substances chimiques déjà dangereuses à l'état isolé peut provoquer des réactions explosives. Et c'est bien ce qui se produit tous les jours. Cela, les laboratoires et les médecins ne peuvent le prévoir.

LES MÉDICAMENTS LES PLUS DANGEREUX

1.°) LES ANTIBIOTIQUES

Les Antibiotiques agissent en interfèrant avec les systèmes ENZYMATIQUES des Micro-organismes. C'est l'explication scientifique de leur mode d'action.

Or ce qui est grave c'est que ceux qui les ont conçus et ceux qui les utilisent ne savent pas quels sont ces systèmes précités et les points d'action des antibiotiques. On sait par exemple que la PENICILLINE et la BACITRACINE agissent à certains stades de la formation de la paroi cellulaire, la STREPTOMYCINE sur divers enzymes oxydants, les TETRACYCLINES et le CHLORAMPHENICOL sur la synthèse des protéines bactériennes et les POLYMYXINES sur la perméabilité de la membrane.

A l'évidence il s'opère une sélection de bactéries génétiquement modifiées par une MUTATION, ce qui explique que ces bactéries deviennent résistantes.

Si les bactéries sont modifiées génétiquement, pourquoi pas les cellules normales?

Mais définissons le mot ANTIBIOTIQUE. Un ANTIBIOTIQUE est une substance qui s'oppose à la VIE.

Certains antibiotiques sont doués d'une triple action:

1.°) BACTERIOSTATIQUE

Elle ralentit puis arrête la croissance microbienne.

2.°) BACTERIOLYTIQUE

Elle provoque une dissolution ou LYSE des bactéries.

3.°) BACTERICIDE

Elle tue les bactéries.

C'est le cas de la PENICILLINE.
D'autres antibiotiques possèdent l'une ou l'autre de ces actions.
L'AUREOMYCINE par exemple est seulement BACTERIOSTATI QUE.

LES EFFETS SECONDAIRES DES ANTIBIOTIQUES

1.°) Effets TOXIQUES sur les REINS, le FOIE, la MOELLE OSSEUSE, le SYSTEME NERVEUX.
2.°) Les REACTIONS ALLERGIQUES.
3.°) Les REACTIONS d'INTOLERANCE DIGESTIVE.
4.°) La DIMINUTION de la résistance naturelle aux infections.
5.°) Une PREDISPOSITION aux tumeurs malignes.

Cette dernière affirmation n'engageant que moi et je vais essayer de le démontrer.

Auparavant, examinons les réactions de l'organisme humain, soumis à un traitement par les antibiotiques.

En cas d'administration de PENICILLINE:

Réaction ALLERGIQUE de différents types — DERMATOSES — CEPHALEES — TROUBLES HEPATIQUES.

La PENICILLINE passe dans le lait et dans le PLACENTA.

En cas d'administration de TETRACYCLYNE:

Réactions ALLERGIQUES — Troubles GASTRO-INTESTINAUX — Troubles RENAUX — Passe dans le LAIT et le PLACENTA.

En cas d'administration de STREPTOMYCINE:

Réactions ALLERGIQUES, en particulier ECZEMA, ERYTHEME. Atteinte du 8e NERF CRANIEN, se manifestant par des vertiges et une diminution de l'audition qui peut aller jusqu'à la surdité. Passe dans le LAIT et le PLACENTA.

En cas d'administration de NEOMYCINE :

Réactions ALLERGIQUES — Troubles GASTRO-INTESTINAUX — Troubles RENAUX — Atteinte du 8e nerf crânien.

En cas d'administration de KANAMYCINE :

Réactions ALLERGIQUES — Troubels RENAUX — Atteinte du 8e nerf crânien.

En cas d'administration BACITRACINE :

Réctions ALLERGIQUES — Troubles GASTRO-INTESTINAUX — Troubles RENAUX (Néphrite).

En cas d'administration de CHLORAMPHENICOL :

Réactions ALLERGIQUES — Troubles GASTRO-INTESTINAUX — Troubles SANGUINS — Passe dans le LAIT et le PLACENTA.

En cas d'administration d'ERYTHROMYCINE :

Troubles GASTRO-INTESTINAUX — Passe dans le LAIT et le PLACENTA.

En cas d'administration de VIOMYCINE :

Troubles RENAUX graves.

Nous ne pouvons passer en revue tous les antibiotiques existant sur le marché. D'une manière générale, outre les troubles déjà mentionnés, il faut ajouter que ces antibiotiques sont responsables de nombreuses MYCOSES et troubles psychiques.

Dans la mesure où les antibiotiques ont des effets toxiques sur divers tissus, provoquent des réactions allergiques, diminuent la résistance naturelle aux infections, modifient génétiquement les bactéries, ils sont responsables d'une MODIFICATION de TERRAIN. S'ils ne sont pas la cause DIRECTE des Tumeurs malignes, ils leur préparent une implantation de choix.

Partout où s'est produit un déséquilibre inorganique des composants du corps humain, l'activité cellulaire est modifiée. Tout est réglé par un mouvement moléculaire précis des substances inorganiques.

Si les activités biochimiques des cellules douées d'un pouvoir de phagocytose ne sont pas troublées. l'organisme réagira avec vigueur à toute agression. Or, par l'administration des antibiotiques, on exerce la médecine du Diable. *Les antibiotiques agissent en interférant avec les systèmes enzymatiques des micro-organismes et de plus les bactéries ou microbes génétiquement transformés libèrent fort certainement dans les tissus des TOXINES dont on ne connaît pas l'identité pour nombre d'entre elles, du fait même de la mutation opérée.*

Dans la mesure où les antibiotiques provoquent un déréglement enzymatique, il s'ensuit automatiquement un déséquilibre pour ne pas dire une destruction vitaminique considérable.

Ainsi par exemple on sait que la vitamine B2 ou RIBOFLAVINE qui joue un très grand rôle dans le processus oxydo-rèducteur des protéines, des glucides et dans le métabolisme du FER, participe à la constitution de nombreux enzymes et notamment aux oxydases dont le rôle est capital pour la respiration cellulaire. Elle intervient dans le transport de l'HYDROGENE. La vitamine B2 est apte à s'unir avec des enzymes et à former avec des acides aminés, des HETEROPROTEIDES. L'on conçoit facilement que sa formule chimique : C 17 H 20 0 6 N 4, est profondément modifiée si elle s'unit à des enzymes ayant subi une interférence. A la limite, on ignore complètement quelle réaction sera produite.

Ce que l'on sait est peu de chose si ce n'est qu'en cas de traitements prolongés ou répétés aux antibiotiques, la perturbation de la flore intestinale crée un déficit de la vitamine B2. Ce déficit a pour conséquence un trouble du métabolisme du fer et également une perturbation du fonctionnement du FOIE. Il se produit une hyperglycémie, des troubles muqueux et cutanés.

De même, la vitamine B3 ou PP, participe à la constitution d'enzymes transporteurs d'HYDROGENE.

Quant à la vitamine B5 ou ACIDE PANTOTHENIQUE, elle est l'élément constitutif d'une substance complexe de nature enzymatique dit COENZYME. A, dans lequel entre du Magnésium. Elle intervient dans le métabolisme des Protéines et des Lipides, plus particulièrement dans la nutrition des muqueuses, des épithéliums et de la peau et dans les fonctions corticosurrénales.

Or ces trois vitamines B2, B3, B5, indispensables à l'oxygénation descellules, constituent une protection naturelle contre le CANCER. Non seulement l'insuffisance d'oxygène est fatale à la cellule, mais il faut également que la réaction enzymatique s'effectue normalement, afin d'utiliser l'oxygène capté par l'hémoglobine.

En résumé si une seule de ces trois vitamines manque, par déficit d'oxygène, se produit un affaiblissement des tissus et c'est la porte ouverte à l'anarchie cellulaire et donc au CANCER.

En définitive par l'administration d'antibiotiques, tout le cycle se trouve perturbé, modifié, inhibé, parfois détruit :

Modification enzymatique = modification vitaminique = modification hormonale = modification tissulaire = modification hydro-électrique = modifications facteurs inconnus = CANCER.

La preuve en est que l'ACIDE FOLIQUE ou VITAMINE B9, administré à une souris est capable de guérir des tumeurs spontanées.

Or cette vitamine intervient au niveau des acides nucléiques ou nucléoprotéines. L'Acide Folique est le facteur de fermentation du LAIT ou LACTOBACILLUS CASEI.

Il est intéressant de signaler que les cas de tumeurs malignes sont infiniment rares dans les pays ou régions comme le CAUCASE, le TURKESTAN, la SIBERIE où sont consommés des laits de chèvre, vache, ayant subi une fermentation lactique.

2.°) LES CORTICOIDES ou CORTICOSTEROIDES

Les corticoïdes sont des hormones produites par le cortex de la glande surrénale. L'activité de ce cortex est contrôlée par le lobe antérieur de l'HYPOPHYSE qui sécrète une hormone, l'A.C.T.H.

Cette dernière déclenche la sécrétion des corticostéroïdes par l'intermédiaire de la cortico-surrénale. On distingue deux groupes de corticostéroïdes : les MINERALO-CORTICOIDES qui participent au contrôle de la teneur en sels minéraux des liquides organiques.

Les GLUCO-CORTICOIDES qui jouent un rôle important dans le métabolisme des sucres.

Les MINERALO-CORTICOIDES provoquent une forte excrétion de POTASSIUM tandis qu'ils s'opposent à celle du SODIUM et de l'eau par le rein.

Les GLUCO-CORTICOIDES ont une action sur les tissus. Ils agissent sur le métabolisme des glucides mais aussi sur celui des protéines et sur la répartition des lipides. Les plus connus se nomment : CORTISONE-HYDRO-CORTISONE-PREDNISONE. Ces hormones sont toutes préparées par synthèse. Elles sont un facteur d'inhibition de la croissance cellulaire.

Le traitement par les corticoides entraîne différents effets secondaires :

1.°) Blocage de la fonction de la glande surrénale.
2.°) Un risque accru d'infection.
3.°) La cicatrisation est parfois perturbée par inhibition des divisions cellulaires.
4.°) Un ECZEMA de contact.

L'utilisation excessive de Cortisone par l'organisme peut entraîner la constitution d'un véritable syndrome d'HYPERCORTICISME, comme celui de la maladie de CUSHING, avec obésité, hypertension, ostéoporose et parfois diabète. Il y a fréquemment apparition d'œdème provoqué par la rétention hydro-saline. Ont lieu également des accidents psychiques à type d'excitation ou de dépression.

CES MEDICAMENTS sont à proscrire chaque fois qu'il existe un antécédent gastrique douloureux, un ulcère. Leur emploi peut provoquer le réveil et la perforation d'un ulcère guéri.

L'administration intensive ou prolongée de Corticostéroïdes provoque des troubles des électrolytes en particulier du CHLORE et du POTASSIUM dans le sang.

Quand il y a CANCER, le taux des Corticoïdes nommés ANDROGENES est très élevé.

Tout déséquilibre hormonal provoque une modification des organes cibles et donc à la limite un CANCER.

C'est bien encore la médecine du Diable, celle qui consiste à prescrire des substances aussi dangereuses. En effet, les corticoïdes agissent non sur la cause de la maladie mais seulement sur ses effets.

En cas d'atteinte inflammatoire, grâce aux corticoïdes, celle-ci-disparaitra temporairement pour récidiver de plus belle dans un délai relativement court.

Du fait que l'on ne guérit pas la maladie mais qu'on en atténue seulement les effets et à titre temporaire, doit-on prendre le risque de déséquilibrer de façon irréversible un organisme et provoquer une maladie infiniment plus grave?

3.°) LES BARBITURIQUES

Les Barbituriques sont des médicaments HYPNOTIQUES. Ils provoquent le sommeil par action directe sur le cerveau.

Deux mille cinq cent Barbituriques ont été synthétisés depuis cinquante ans. Quarante seulement sont couramment utilisés en thérapeutique.

Leur classifications se fait d'après leur durée d'action plus ou moins longue.

On distingue le PHENOBARBITAL à ACTION TRES LONGUE.
l'HEXOBARBITAL à ACTION TRES COURTE
le SECOBARBITAL SODIQUE
l'AMOBARBITAL.

Leur mode d'action est le suivant : ils sont rapidement absorbés par le système gastro-intestinal et sont emportés par le sang à tous les tissus du corps. Dès qu'une certaine concentration est atteinte dans le cerveau, l'activité de certains groupes de cellules nerveuses se trouve inhibée.

Outre le phénomène d'accoutumance, se produisent des intoxications, des troubles de la mémoire et de la compréhension, des troubles psychiques, de la constipation.

Rien qu'en ALLEMAGNE, aux Etats-Unis et en FRANCE, on évalue à plus de 300 millions de grammes la consommation annuelle.

Les BARBITURIQUES passent très facilement dans le Placenta.

D'une façon générale, les nouveaux Barbituriques font l'objet d'expériences minutieuses avant d'être mis en vente.

C'est ainsi qu'à plusieurs reprises, l'on a pu se rendre compte de leur effet toxique et en particulier de certains troubles du développement embryonnaire chez les animaux.

Tout le monde se souvient de la dramatique affaire de la THALIDOMIDE, somnifère apparemment inoffensif que les mères avaient absorbé en début de grossesse : Les enfants naissaient sans bras ni jambes, et les mains et les pieds semblaient rattachés directement au tronc. Ce médicament fabriqué par un laboratoire Allemand fit plus de 6 000 victimes dans ce seul pays.

Les déformations congénitales sont de plus en plus nombreuses. L'Organisation Mondiale de la Santé a établi un rapport d'où il ressort que dans les 6 pays du Marché Commun, il naît chaque année plus de 50 000 enfants congénitalement difformes.

Les causes de malformations sont de trois sortes : des facteurs exogènes peuvent intervenir. Ce sont les médicaments, les radiations, les maladies infectieuses comme la rubéole, la toxoplasmose, la syphilis.

Il faut mentionner également l'HEREDITE.

Enfin, ce qui est très important, des facteurs INCONNUS qui couvrent environ 50% des malformations.

4.°) LES TRANQUILISANTS

Ce sont des médicaments dépresseurs du système nerveux central, dépourvus d'action hypnotique, possèdant un effet sédatif.

Considérés comme médicaments-miracles de l'irritabilité et de la nervosité, leur consommation abusive peut entraîner des troubles graves et en faire de véritables drogues.

Les principaux sont :

La CHLORPROMAZINE

Le MEPROBAMATE
Le CARBAMATE DE METHYLPENTYNOL
Le CHLORDIAZEPOXIDE.

Pour un modeste effet de détente physique ou psychique, combien d'individus deviennent de véritables intoxiqués et détruisent ou lèsent de façon irréversible certaines cellules profondes de leur organisme. Par une consommation habituelle, ils s'enferment peu à peu dans une tour sans issues, se condamnant eux-mêmes à une réclusion à temps ou à perpétuité.

L'abus des tranquilisants dans les pays hautement industrialisés est prodigieux. Ces médicaments — peut-on les nommer ainsi — ont fait la fortune des laboratoires du monde entier. Il existe une MALADIE des tranquilisants à caractère cyclique. *On peut raisonnablement prétendre qu'un tiers des humains se drogue, de la sorte.*

Ce que l'individu semble avoir complètement oublié ou ne pas connaître c'est que les alternatives d'excitation ou de dépressions sont des phénomènes tout à fait normaux et d'une intensité variable suivant les circonstances, chez tout être humain. Les animaux y sont sujets.

Chaque individu réagit de telle ou telle manière à tout facteur d'agression mais dans des limites étroites qui n'engendrent pas forcément la maladie. Il faut donc supposer qu'en quelques décennies les facteurs d'agression se sont multipliés ou sont devenus d'une intensité telle qu'ils sont intolérables désormais. Cependant il y a une autre explication.

L'habitude du confort matériel dans tous les domaines a engendré un confort MORAL. L'homme s'est senti «Sécurisé» et la plus infime variation de cette sécurisation dans un sens récessif engendre l'anxiété, l'angoisse.

Le recours aux tranquilisants apparaît de cette manière un refus d'adaptation, une «fausse sécurisation». Cela est très grave, et fort préoccupant pour le devenir d'une société tant sur le plan médical que politique. Le fait de se réfugier dans une thérapeutique artificielle qui correspond en définitive à se droguer pour échapper à des responsabilités et contraintes sociales, professionnelles ou autres, correspond à une sorte d'auto-destruction physiologique et psychique qui peut entraîner et entraîne déjà de profondes modifications socio-politico-religieuses, dans certains groupes ou couches sociales. Or il n'est pas question des Drogués au sens étroit du terme et pour lesquels la drogue est un vice, dont on peut facilement faire l'inventaire dans une nation, mais de tous ceux qui anonymement usent et abusent de substances aussi dangereuses et toxiques.

Il est bien connu que les véritables drogués sont manipulés très facilement dans la mesure de leur dépendance vis-à-vis de la drogue qui leur devient indispensable. Nombreux sont ceux qui pour se procurer cette drogue deviennent invertis, et souvent même criminels.

Evidemment le problème semble un peu différent avec les individus qui absorbent des dépresseurs qu'ils peuvent se procurer facilement, mais la démarche au fond est la même. L'analyse des motivations est pratiquement identique : rejet d'une certaine forme de société de plus en plus contraignante. Abandon des responsabilités à tous les niveaux. Ennui engendré par la monotonie qui préside aux différents actes accomplis dans une vie programmée, ordonnée dans le seul but d'une rentabilité purement matérielle. Recherche d'une évasion temporaire. Peur et angoisse du lendemain.

La masse impressionnante de ces semi-drogués constitue à n'en pas douter une proie de choix pour quelques peu scrupuleux personnages.

5.°) LA PILULE

La PILULE est une préparation hormonale, empêchant la libération des ovules pendant la fécondation, la rendant ainsi impossible.

Ou lui donne aussi le nom d'inhibiteur d'ovulation, anticonceptionnel ou contraceptif.

La Pilule classique que prend la femme pour éviter la grossesse contient une substance à base d'OESTROGENES et une substance progestative.

L'arrêt de l'ovulation est du à une action directe :

Les substances contenues dans la Pilule inhibant le fonctionnement du DIENCEPHALE.

Sous l'influence de cette partie du cerveau qui se manifeste sous forme d'hormones, sécrétées par l'HYPOPHYSE, les organes sexuels restent inactifs.

L'OESTROGENE inhibe d'abord la production de l'hormone qui stimule le follicule et la PROGESTERONE inhibe la production des hormones lutéiniques. L'activité des ovaires est ainsi bloquée.

Il n'existe pas de pilules oestroprogestatives dépourvues de risque et à propos desquelles **l'innocuité ait été rigoureusement démontrée.**

Les risques connus sont : les risques vasculaires notamment les THROMBOSES et **les dangers tumoraux** chez les prédisposées.

Toute femme raisonnable doit bien comprendre et admettre que l'utilisation de la Pilule va contre nature et que de ce fait son usage conduit inévitablement à des désordres hormonaux, entraînant à leur tour des désordres tissulaires.

Une fois encore, il faut le dire, la femme qui prend la pilule joue avec le Feu.

De très nombreux médecins et spécialistes pensent que l'usage de la pilule est responsable de tumeurs malignes et de malformations chez les nouveaux-nés.

OESTRO-PROGESTATIFS

L'oestrogène de synthèse expose à différente troubles tels que: sensation de gonflement mammaire, troubles digestifs.

Il entraine généralement une prise de poids progressive par action anabolisante.

Certains oestrogènes comme l'ETHYNIL-ESTRADIOL ou le MESTRANOL provoquent, en cas d'utilisation de longue durée, une hyperplasie, c'est à dire le développement anormal des tissus ou des glandes.

Les progestatifs de synthèse possèdent à forte dose des propriétés androgéniques, c'est à dire une action virilisante. C'est le cas, en particulier de certains dérivés de l'*HYDROXYPROGESTERONE.*

L'usage de la pilule devrait être strictement exclu en cas d'antécédents familiaux de maladies vasculaires, diabéte, cancer du sein.

Tout composé oestrogénique induit une stimulation de l'appétit, même avec des produits faiblement dosés. Cette stimulation de l'appétit est liée à l'elévation de l'insulinémie. La prise de poids est parfois très importante de même que le gonflement des tissus.

*Les oestroprogestatifs ont une action congestive et provoquent un ralentissement de la circulation veineuse.*On observe fréquemment des sensations de jambes lourdes. Il ne s'agit pas seulement de sensations, d'ailleurs, mais d'une réalité puisque l'on recommande aux femmes utilisant les oestroprogestatifs de synthèse de dormir avec les pieds du lit relevés et de prendre des toniques veineux à base de vitamines P et E. Cette action congestive se réalise également au niveau des seins.

Les contraceptifs oraux provoquent une augmentation du débit cardiaque et de la tension artérielle, une élévation du fibrinogène et une diminution de l'adhésivité plaquettaire. Des études réalisées en Grande Bretagne ont démontré que le fait de prendre des oestroprogestatifs multipliait par 3 à 6 le risque de PHLEBO-THROMBOSE.

De plus, ils favorisent un diabéte latent et peuvent même provoquer un diabéte chez les sujets non prédisposés. L'insuline plasmatique est constamment élevée chez les patientes utilisant des contraceptifs oraux classiques et la glycémie à jeun augmente régulièrement.

Enfin, les oestroprogestatifs perturbent l'équilibre physiologique des fonctions d'épuration hépatique.

Tous ces risques précités sont déjà très importants, mais ce qui est beaucoup plus grave et nous intéresse sur le plan du cancer, c'est que à la suite de la prise de contraceptifs, l'hormone de croissance subit des modifications. Or, l'on sait que cette hormone intervient au premier chef dans le développement cellulaire et celui de nombreux tissus, augmente la résistance à certaines infections en stimulant la production d'anticorps et accroit l'efficacité des hormones mâles et femelles. Cette hormone joue un rôle de régulation de la croissance des cellules. En cas de modifications, c'est tout l'équilibre cellulaire qui se trouve perturbé, pouvant, à mon avis, préparer le terrain au cancer.

Des expériences réalisées par LACASSAGNE sur des souris auxquelles il avait administré des oestroprogestatifs ont démontré que celles-ci faisaient des cancers mammaires. D'autre expériences réalisées sur des chiennes Beagle à l'aide de certains progestatifs de synthèse de la même famille chimique, c'est à dire dérivés de l'HYDROXYPROGESTERONE, montrent les mêmes résultats.

Il faut également faire remarquer qu'un cancer préexistant peut subir un coup de fouet par administration d'oestroprogestatifs. Les associations oestroprogestatives atrophient l'endomètre. Dans de nombreux cas, cet endomètre devient hyperplasique et récemment l'on a observé des cancers de ce dernier.

Aux Etats-Unis,les oestroprogestatifs séquentiels contenant 100 mcg d'ETHINYLESTRADIOL ont été retirés de la vente pour cette raison.

La "FOOD and DRUG ADMINISTRATION" des U.S.A. déconseille la prise de contraceptifs après 40 ans, considérant que ces derniers augmentent les risques vasculaires.

Les contraceptifs oraux peuvent entrainer des nécrobioses de fibromes ou des métrorragies et une augmentation du volume du fibrome.

VACCINS

6.°) LES VACCINS

Préparation destinée à provoquer chez un sujet à qui on l'administre, l'apparition d'une immunité. Ces préparations contiennent des antigènes qui suscitent de la part de l'organisme la formation d'anticorps spécifiques correspondants.

Les vaccins font partie de l'arsenal thérapeutique et peuvent donc être considérés comme une forme de médicaments spécifiques de certaines maladies bien déterminées.

La vaccination constitue la plus grande escroquerie commerciale et scientifique de tous les temps.

Elle est responsable d'un nombre incalculable de décès d'enfants en bas-âge et d'adultes.

En particulier la vaccination par le B.C.G.

Tout a commencé dans les années vingt : Calmette, sous-directeur et salarié de l'Institut Pasteur, médecin sans clientèle, et Guérin, vétérinaire sans pratique, également salarié, mettent au point le fameux B.C.G. destiné à lutter contre la tuberculose. En réalité, les expériences de laboratoire sont truquées, les statistiques entièrement inventées et le vaccin ou du moins son bien-fondé ne repose sur aucune donnée scientifique sérieuse. Toutefois, grâce à une publicité réalisée sans vergogne et faussement soutenue par des arguments inventés de toutes pièces, grâce aux «mandarins» du corps médical de l'époque qui furent "achetés", le B.C.G. prit rapidement un essor considérable et combla d'aise et d'argent l'institut Pasteur et un corps médical d'une incompétence et d'une naiveté redoutables.

Les promoteurs de cette affaire machiavélique, une vingtaine de familles qui tiennent la santé en otage: mandarins, enseignants, propriétaires de laboratoires, firent voter en 1949, à la sauvette, par l'Assemblée nationale et par le Conseil de la République, la vaccination obligatoire par le B.C.G.

Lequel B.C.G., gratuit, est en réalité financé par le contribuable Français.

Juteuse opération qui se poursuit de nos jours et provoque le décès prématuré de milliers d'individus.

En effet, la vaccination par le B.C.G. ébranle l'organisme d'un enfant en bas-âge et provoque une modification de terrain considérable, en particulier, si ce dernier est déficient.

Mais qui est au courant de ces milliers de décès qui se produisent chaque année en France? et des dizaine de milliers survenant dans les pays du tiers-monde dont, pour des raisons humanitaires, (Le croirez vous?) notre pays prétend se charger sur le plan de la santé?

La réponse est: PERSONNE. Car, à part quelques médecins dans l'exercice de leur pratique pouvant constater les décès après vaccination de nouveaux-nés, le public et l'ensemble du corps médical ne sont pas informés et ne *DOIVENT PAS ETRE INFORMES.*

S'ils l'étaient, l'Institut Pasteur ne tarderait pas à voir disparaitre le véritable pactole que constitue la vaccination par le B.C.G. Le SECRET ABSOLU est la règle.

Si quelques nouveaux-nés meurent après avoir subi la vaccination, c'est évidemment du à des causes inconnues et le diagnostic recommandé est: Encéphalite virale. Aucune autopsie n'est jamais pratiquée.

Il est INTERDIT de tenter de faire un rapprochement quelconque entre les décès et la vaccination. Si quelque jounaliste ose le faire et que l'affaire s'ébruite, les Français ont alors droit à une intervention télévisée rassurante et bétifiante du Ministre de la santé, protecteur des interêts de l'Institut Pasteur ... et Tant pis pour les petites victimes et leurs parents éplorés...

Aucun recours n'est possible...

Voulez vous la preuve que la vaccination par le B.C.G. ne sert à rien?

Sur la demande de l'Organisation Mondiale de la Santé, une vaste expérience de vaccination a été réalisée aux Indes entre 1968 et 1971 dans un district comprenant 209 villages et une ville, soit 360.000 personnes. Toutes ces personnes ont été testées à tuberculine, et négatives, ont été divisées en deux lots: l'un a été vacciné; l'autre, non. Elles ont été suivies dans des conditions rigoureuses durant sept ans et demi. Le résultat a été le suivant: Il y a eu exactement autant de cas de tuberculose chez les vaccinés que chez les non-vaccinés. Autrement dit: "Le B.C.G. ne conférait aucune protection au cours de sept ans et demi de surveillance ultérieure" et la maladie bacillaire frappait beaucoup plus souvent les sujets qui avaient initialement réagi à la tuberculine, après vaccination, que ceux qui n'avaient présenté aucune réaction".

Rapport du groupe scientifique ICMR/OMS. N.° 651 - GENEVE 1980.

LISTE DES SUSTANCES CANCEROGENES établie par L'Agence Internationale pour la recherche sur le cancer (A.I.R.C.).
Elle résulte d'études commencées en 1971.
442 produits et procédés industriels ont été expérimentés à ce jour.

Nom du produit.	Preuves de l'action cancérogène.
Acrybonitrile	non absolues
Aflatoxine	non absolues
4-Aminobiphényl	établies
Arsenic	établies
Amiante	établies
Auramine	non absolues
Production d'auramine	établies
Benzéne Benzopyréne	établies
Bendizine	établies
Beryllium	non absolues
Cadmium	non absolues
2 Chloroéthyl ou N, N-bis 2 Naphthylamine ou Chlornapazine	non absolues
Chlorambucil	non absolues
Chrome	établies
Cyclophosphamide	non absolues
Diethystilbœstrol (œstrogéne)	établies
Oxyde d'éthyléne	non absolues
Gaz moutarde	établies
Hématite (extraction du minérai d')	établies
Isopropyl (fabrication d'alcool d')	établies
Melphalan	établies
2 Naphtylamine	établies
Nickel et certains composés	non absolues
Nitrosamines	établies
Oxymetholone	non absolues
Phénacétine	non absolues
Phénobarbitone	non absolues
Phénytoine	non absolues
Suies, goudrons, huiles minérales	établies
Tris (1-aziridinyl) phosphine sulpiride (thiotopa)	non absolues
Chlorure de vinyle	établies

Cette liste de trente substances ne concerne que l'homme.

CHAPITRE II

LA POLLUTION PHARMACEUTIQUE

ACTIONS PRIMAIRES, SECONDAIRES, INDÉSIRABLES

DE 330 SUBSTANCES CHIMIQUES DE SYNTHÈSE ENTRANT DANS LA COMPOSITION DE 1.400 SPÉCIALITÉS PHARMACEUTIQUES.

«Un médecin, c'est quelqu'un qui verse des drogues qu'il connaît peu dans un corps qu'il connaît moins».

VOLTAIRE

Tous les médicaments quels qu'ils soient et toutes les drogues licites ou non présentent des risques du fait que par leur nature chimique, ils ou elles modifient la structure ou les fonctions de l'organisme. C'est en cela que réside le danger.

Toutes les substances chimiques ont peu ou prou une action nettement marquée sur le caractère des individus qui les consomment, leur perception du monde extérieur et leur conscience.

D'après cette définition, nombre de produits d'usage courant comme le thé, le café, le coca-cola, les boissons alcooliques, bien que n'étant pas considérées comme des drogues, en contiennent bel et bien.

En fait, si les individus consomment ces divers produits, c'est uniquement parce que la forme de société à laquelle ils appartiennent leur a appris à les absorber au nom de principes aberrants, et ceci bien souvent depuis leur plus tendre enfance. La mode de tel ou tel produit intervient de telle manière dans l'esprit des gens qu'ils absorberaient n'importe quoi de nocif pour faire comme la majorité influencée par des concepts ou une publicité mensongers.

Le café et le thé consommés à l'échelle mondiale, qui contiennent tous deux de la caféine, semblent de la sorte constituer l'une des principales drogues dont usent et abusent surtout des centaines de millions d'individus.

Or, ce qu'ignorent ceux qui abusent de café ou de thé, de coca-cola et même de cacao, la caféine jouerait un rôle dans les maladies de coeur, le cancer de la vessie et de la prostate et certaines malformations congénitales. Des études récentes effectuées aux U.S.A. le démontrent amplement.

Toutefois, la consommation exagérée de ces produits n'est rien au regard des autres substances chimiques absorbées journellement par l'être humain, lesquelles se trouvent dans son alimentation ou sont inhalées.

Tout individu appartenant à notre forme de société Occidentale du simple fait de son genre de vie et d'alimentation se trouve donc déjà tout désigné pour contracter certaines maladies graves, en particulier les maladies cardio-vasculaires et le cancer.

Si supplémentairement à ces produits chimiques qui se rencontrent dans l'alimentation et dans l'air, interviennent d'autres substances absorbées sous forme de médicaments, le risque de contracter ces maladies et d'autres croît considérablement.

La pollution pharmaceutique est une réalité.

Evidemment il est des drogues qui possèdent des propriétés médicales ou qui permettent de réduire les douleurs consécutives à une maladie ou à une intervention chirurgicale. Mais il est clair que souvent l'on fait abus de drogues qui présentent des vertus thérapeutiques. Il existe non seulement la surmédication qui vient de ce que certains médecins prescrivent trop généreusement les antibiotiques et les tranquilisants mais aussi la surconsommation individuelle chez les gens qui se bourrent d'aspirine et de médicaments pour dormir, qu'ils peuvent se procurer sans ordonnance.

Je soumets à l'attention du lecteur le tableau suivant qui comporte non seulement certaines des substances entrant dans la composition de différentes spécialités mais également tous les produits généralement absorbés par le commun des mortels : alcool, café, thé, tabac. Dans ce tableau, le lecteur découvrira les effets immédiats, les effets secondaires et les principaux risques de toutes les substances chimiques citées.

	EXEMPLES	CLASSIFICATION MEDICALE ET APPLICATION	EFFETS IMMEDIATS	EFFETS SECONDAIRES	PRINCIPAUX RIQUES
ALCOOL (éthylique)	Bière Vin Whisky	Dépression du système nerveux central Sédatif, fait dormir. Vaso-diatateur. Source de calories. Eupeptique.	Détente inmédiate. Lève les inhibitions. Troubles de la coordination. Diminution des réflexes et des facultés de raisonnement. Modification de la personnalité, perte de jugement qui pousse à prendre des risques.	L'absorption régulière et massive d'alcool augmente les risques de contracter un cancer du tube digestif, une cirrhose hépatique, une gastrite, une pancréatite.	Risques de dépendance physique et phychologique. Déchéance sociale et personnelle. Lésions cérébrales, rénales et hépatiques irréversibles.
ASPIRINE (acide acétylsalicylique)	Alka-Seltzer Aspégic Catalgine Céphyl Juvépirine Véganine	Dépression du système nerveux central. Action marquée contre la fièvre, les céphalées, les inflammations, les douleurs musculaires et les névralgies.	Anti-inflammatoire, antalgique et fébrifuge. Troubles gastriques avec risques d'hémorragies.	Renforce l'effet des anticoagulants; le patient a tendance aux hémorragies. Effets secondaires: asthme, urticaire, irritations et saignements du tube digestif.	A éviter en cas de troubles de la coagulation, d'ulcères et d'hémorragies, d'affections nasales, de sinusite, d'asthme ou d'allergie dans le nez ou les sinus.
CAFEINE	Cacao Café Coca-cola Thé Excitants	Excitant du système nerveux central. Utilisée quelquefols comme simulant léger. Action diurétique sur les reins. Stimulation du muscie cardiaque.	Enervement. Tremblement involontaire de la main.	L'usage prolongé entraine une dépendance à la caféine, le retrait se traduisant par de l'irritabilité, de l'agitation et des céphalées. On note également de l'insomnie, de l'anxiété et des ulcères gastroduodénaux.	Jouerait un rôle dans les maladies de coeur, le cancer de la vessie et certaines malformations congénitales.
HALLUCINOGENES	L.S.D.; S.T.P.; Haschich Marihuana Mescaline Psilocine	Excitation et/ou dépression du système nerveux central. Pas d'utilisation médicale.	Réduction de l'appétit; donnent du tonus et reculent les limites de la fatigue; tachycardie et hypertension; dilatation de la pupille. Impression de «planer». Distorsion de la perception des coluleurs, des formes, des tailles et des distances. Troubles de la mémoire, du raisonnement logique et de l'execution de tâches complexes.	Risques de dépendance psychologique. Apathie, manque de tonus et d'intérêt pour ses activités. Anxiété et dépression prolongées. Hallucinations. La fumée de marihuana, par sa teneur en goudrons, présente des risques de cancer du poumon et de bronchite chronique.	Aberrations mentales. Modifications irréversibles de la personnalité. Impulsions suicidaires ou homicides. Effet rétroactif, même après interruption de la prise de drogue.
NARCOTIQUES (analgésiques opiacés)	Codéine Eubine Héroïne Méthadone Morphine	Dépression du système nerveux central. Analgésiques puissants.	Effet analgésique; entrainent une sensation de béatitude; nausées et vomissements dans certains cas.	La dépendance physique et psychologique s'installe rapidement.	Forte dépendance physique et psychique. Assuétude. Détérioration de l'état général.
NICOTINE (tabac)	Chique Cigarette Cigare Pipe Tabac à priser	Dépression et/ou excitation du système nerveux central. Pas d'application médicale.	Tachycardie; hypertension, abaissement de la température de la peau; hypersécrétion gastrique; excitant au début, puis dépresseur du cerveau et du système nerveux; diminution de l'appétit et de la résistance physique.	Lésions des vaisseaux sanguins du coeur et du cerveau. Respiration courte, toux. Augmentation de la sensibilité aux infections respiratoires. Bronchite chronique. Emphysème. Risques de cancer de la vessie, de l'œsophage, des reins, du larynx, des poumons, de la bouche et du pancréas. Ulcère de l'estomac.	Le tabagisme est responsable du cancer du larynx, du poumon et de la bouche; irritation des voies respiratoires, bronchite chronique et emphysème pulmonaire. Lésions du cœur et des vaisseaux sanguins. Troubles de la vision.

	EXEMPLES	CLASSIFICATION MEDICALE ET APPLICATION	EFFETS IMMEDIATS	EFFETS SECONDAIRES	PRINCIPAUX RIQUES
SEDATIFS ET HYPNOTIQUES	Barbituriques Epanal Gardénal Immenoctal Mogadon	Dépression du système nerveux central. Traitement de l'insommie, de l'anxiété de l'irritation, et de l'épilepsie ainsi que des troubles mentaux.	A PETITE DOSE: réduisent l'anxiété et l'énervement, ramènent le calme et détendent les muscles. A HAUTE DOSE; impression d'ivresse, troubles de l'élocution, titubation, inconscience. A TRES HAUTE DOSE: risque de mort.	La tolérance et la dépendance s'installent rapidement. Disparition du sommeil normal.	Importante dépendance phychologique en cas d'usage continu. Risques inhérents aux troubles de la perception et de la coordination. Risques de lésions cérébrales et rénales. Risques de surdose ou de potentialisation avec l'alcool.
LES SOLVANTS (enivrants)	Colle d'avion Nettoyant à sec Essence Détachant Solvant pour vernis à ongles Diluant pour peinture Ciment plastique	Dépression du système nerveux central. Pas d'aplication médicale.	Enervement intense; désorientation et confusion mentale; troubles de l'élocution et vertiges; troubles de la perception et de la vision; hallucinations auditives; perte de contrôle des muscles. Les doses fortes entrainent de l'assoupissement, des évanouissements, voire la mort par défaillance cardiaque.	Risques d'assuétude. L'utilisation prolongée entraîne parfois des lésions rénales et hépatiques.	Risques de dépendance psychologique. Risques de lésions irréversibles aux reins, au cerveau et au foie. Mort accidentelle par étouffement ou suffocation.
DOPANTS	Amphétamines Benzédrine Cocaïne Feuilles de coca Dexédrine Maxiton Préludine Phenmétrazine	Excitent le système nerveux central. Soulagent la fatigue et la dépression légères.	Réduisent l'appétit; augmentent le tonus; repoussent les limites de la fatigue; psychostimulants; accélèrent les rythmes respiratoire et cardiaque; hypertenseurs; risque de rupture des vaisseaux sanguins ou de défaillance cardiaque. A HAUTE DOSE: loquacité, agitation, paranoïa, panique, folie des grandeurs.	Malnutrition; manque de résistance aux infections; la dépendance psychologique s'installe rapidement.	Hypertension, crises cardiaques; lésions cérébrales, malnutrition, épuisement, pneumonie. Coma et mort.
TRANQUILLISANTS (légers)	Equanil Largactil Librium Séresta Tranxene Valium	Dépression du système nerveux central.	Relaxation des muscles; calment l'agitation, les traumatismes et l'anxiété; réduisent les réactions psychologiques aux stimulations de l'extérieur. Atonie; soulagement à court terme de l'anxiété. A HAUTE DOSE: risques de troubles de la coordination motrice. Vertiges, somnolence, hypotension, évanouissements.	Risque d'assuétude. Mêmes risques que les sédatifs hypnotiques.	Produits très dangereux en association avec l'alcool. Entrainent de la dépression, de l'apathie et des troubles de l'élocution.

PREMIÈRES MESURES DE DÉFENSE DES MALADES

En 1970, le nombre d'accidents provoqués par l'absorption de médicaments était tel que se forma un Groupement des Centres de lutte contre les intoxications.

Parce que ce groupement dérangeait beaucoup de monde dans le milieu médical et pharmaceutique, les médecins et pharmaciens se trouvèrent dans l'obligation, pour le faire «taire» et éviter ainsi un scandale permanent qui leur portait préjudice, de le «coiffer» en quelque sorte, en créant avec ce groupement et ses centres, un *CENTRE NATIONAL DE PHARMACOVIGILANCE.*

Cette création d'une association régie par la loi de 1901 eut lieu en Janvier 1974.

Par la suite, le 2 Décembre 1976, cette association sans but lucratif se trouva dans l'obligation d'adapter ses statuts à un arrété du 2 Décembre 1976 pris par Madame VEIL, Ministre de la santé, et portant organisation de la Pharmacovigilance, en France.

C'est ainsi que furent décidés:

1.°) *Des Centres de pharmacovigilance hospitalière.*

2.°) *Le Centre National de pharmacovigilance.*

3.°) *La Commission technique de pharmacovigilance.*

Le lecteur trouvera ci-après l'historique de la création de ces organismes.

Il pourra constater que les ordres nationaux des médecins et des pharmaciens prétendent à tort avoir fondé cette association de leur propre chef. La réalité est toute autre et ce n'est que contraints et forçés qu'ils le firent.

Après sa création, entre Janvier 1974 et Décembre 1976, le nombre de lettres adressées directement à Madame Veil était tel, exposant les troubles, accidents et décès provoqués par certaines spécialités, lettres qui n'étaient pas passées par le Comité de pharmacovigilance, que Madame le Ministre de la santé prit la décision d'organiser «pour de bon» la pharmacovigilance à l'échelon national.

LE CENTRE NATIONAL DE PHARMACOVIGILANCE

Paris, le 4 février 1977

Le Centre National de Pharmacovigilance, créé en janvier 1974, à l'instigation des Ordres Nationaux des Médecins et des Pharmaciens en collaboration avec le Groupement des Centres de Lutte contre les Intoxications et le Syndicat National de l'Industrie Pharmaceutique, s'est réuni le 2 FEVRIER en Assemblée Générale, en vue d'adapter ses Statuts à l'Arrêté du 2 décembre 1976, pris par Madame le Ministre de la Santé et portant organisation de la Pharmacovigilance en France.

Le Centre National de Pharmacovigilance, Association régie par la Loi du 1° juillet 1901 et financée par ses quatre membres fondateurs, fonctionnait précédemment parallèlement aux Centres de Pharmacovigilance hospitalière. Il recueillait —sous couvert du Secret Médical— au moyen d'une *fiche d'alerte réalisée*, après étude des modèles utilisés dans d'autres pays, et diffusée par les Bulletins ordinaux, des informations que son Comité Scientifique était chargé de traiter.

Au terme du 31 décembre 1976, 472 fiches d'alerte et 110 lettres sont parvenues au Centre National de Pharmacovigilance pour l'informer d'effets indésirables en rapport possible avec une thérapeutique médicamenteuse, *sans compter les correspondances en rapport avec les enquêtes sur le BISMUTH et la RESERPINE qui ont justifié l'envoi de circulaires.*

La nouvelle organisation de pharmacovigilance comporte désormais:

—des *centres de pharmacovigilance hospitalière* chargés de recueillir dans les services hospitaliers, des informations sur tous les accidents graves apparemment liés à l'emploi de produits pharmaceutiques et de mettre en place les enquêtes de pharmacovigilance décidées sur le plan national,

—le *Centre National de Pharmacovigilance* ayant pour but de rassembler et centraliser *toutes les informations* sur les effets adverses des médicaments. Le Centre National doit transmettre les informations à une Commission Technique de Pharmacovigilance,

—la *Commission Technique de Pharmacovigilance* dont le rôle est d'évaluer le degré de validité des informations reçues par le Centre National et de procéder aux vérifications nécessaires.

Pour l'essor indispensable du Centre National de Pharmacovigilance, il est important qu'un maximum d'informations lui parvienne; c'est en utilisant la fiche d'alerte, conservée dans la nouvelle organisation et insérée, comme par le passé, dans les Bulletins Ordinaux, que les médecins, pharmaciens, chirurgiens-dentistes et sages-femmes ont un moyen simple et efficace de transmettre leurs observations. Mais la pharmacovigilance ne pourra remplir le rôle qui est le sien que si *toutes les informations* lui parviennent, qu'il s'agisse d'accidents observés en milieu hospitalier ou en pratique privée.

EXTRAIT DU BULLETIN DE L'ORDRE DES MÉDECINS - N° 1 - AVRIL 1977

LES ACCIDENTS DITS «IATROGENES» RESPONSABILITE DU PRATICIEN ET CONSEQUENCES DEONTOLOGIQUES ET PRATIQUES (1)

Docteurs MARCELLI et CARLOTTI

Le terme d'accidents «iatrogènes», bien que non conforme â une étymologie correcte et d'un sens mal précisé, a fait fortune, particulièrement dans la littérature médicale.

Son sens, d'après les contextes, paraît être celui d'accidents provoqués par l'action du médecin ou d'effets fâcheux de la prise de médicaments. Une jurisprudence s'est établie, ces dernières années, considérant comme des fautes professionnelles, non seulement «*l'ignorance des données actuelles de la Science*», mais encore «*la négligence ou l'imprudence dans la prescription ou la conduite d'un traitement*».

C'est ainsi, par exemple, que la Cour de Cassation, par un arrêt en date du 25 novembre 1974, a retenu le délit d'homicide involontaire à l'encontre d'un chirurgien-dentiste. Celui-ci avait pratiqué une injection de pénicilline-streptomycine à un patient allergique. Il ne s'était pas enquis, au préalable, de l'existence d'accidents d'intolérance à la pénicilline lors de traitements antérieurs, chez ce sujet.

A vrai dire, si le terme de «maladies iatrogènes» est nouveau, les phénomènes ne le sont pas: *les médications de la pharmacopée classique n'étaient dépourvues, ni de toxicité, ni d'effets secondaires, ni d'incompatibilités.* La connaissance de ceux-ci avait amené à des règles posologiques précises et, surtout, à la classification des médicaments toxiques sur des tableaux spéciaux, avec des règles strictes de prescription.

Les progrès de la recherche médicale et de la pharmacologie ont considérablement augmenté la portée et le pouvoir des thérapeutiques médicales. Enumérer les progrès accomplis depuis 40 ans, date de la découverte de DOGMAK, est devenu un lieu commun.

Mais la contrepartie de ces progrès réside dans le fait que l'efficacité des médicaments a pour inconvénient d'augmenter le risque d'accidents. La marge entre l'effet thérapeutique et l'effet toxique est de plus en plus étroite.

---

(1) Rapport adopté par le Conseil National, le 30 avril 1977.

D'autre part, les mass média se sont emparées de ces faits et «*les accidents de la thérapeutique connaissent, actuellement, une publicité fracassante*».

C'est pourquoi, avant même d'aborder l'étude de la responsabilité médicale et des conséquences déontologiques et pratiques qui peuvent découler des accidents consécutifs à l'administration d'une thérapeutique, il convient d'affirmer qu'il ne s'agit nullement d'un «fléau social», quelle que soit la fréquence réelle ou alléguée de tels accidents. L'Ordre se doit de le faire. Le taire jouerait en faveur des détracteurs systématiques de la médecine.

LA RESPONSABILITE MEDICALE

La terminologie employée a l'inconvénient d'être inadéquate et, bien qu'elle soit entrée dans le langage médical courant et qu'elle puisse donner l'impression que, dans tous les cas, la responsabilité du médecin prescripteur est engagée il faut s'efforcer de dégager, autant que faire se peut, la situation réelle.

Les accidents «iatrogènes» sont la résultante de faits très complexes et, bien souvent, *la responsabilité du médecin n'est pas seule en cause et, parfois, n'est pas du tout en cause.*

Il est évident qu'une erreur grave de posologie peut entraîner une intoxication aiguë: dans de tels cas, la responsabilité du prescripteur est en cause.

Mais l'hypersensibilité de certains patients, *l'usage prolongé d'un médicament, peuvent entraîner des* accidents plus ou *moins sérieux*, sans que le médecin traitant en soit responsable.

Certains effets indésirables sont, en effet, prévisibles:

Ils sont dits catégoriels lorsqu'ils résultent des propriétés pharmacodynamiques du médicament.

Certaines des réactions nocives sont liées à *l'effet thérapeutique recherché*, telles les hémorragies provoquées par les anticoagulants, les risques d'infection ou d'aplasies favorisés par l'administration d'immunodépresseurs.

Certaines réactions sont liées aux *effets pharmacodynamiques accessoires*, même avec des doses normales de médicaments: un anti-histaminique entraîne de la somnolence... Ils sont dits, dans ce cas «latéraux».

Certains effects indésirables sont imprévisibles ou inattendus:

Ils échappent à l'expérimentation préalable et sont dus, soit à des mécanismes communs aux êtres humains, soit à des particularités individuelles.

Parmi les premiers, on peut invoquer:

- *les influences métaboliques;*
- *l'environnement*: climat, conditions de vie, habitudes alimentaires, peuvent entraîner des différences dans la pharmacocinétique;
- *les associations de médicaments*: certains peuvent constituer une amélioration de l'action thérapeutique. D'autres, au contraire, font courir le risque d'accidents graves, par des réactions inattendues de synergie ou d'antagonisme;
- *la pharmacodépendance et les toxicomanies*;
- *l'influence de l'âge* (nourrissons, vieillards) qui modifie la sensibilité aux médicaments;
- *la grossesse,* parce qu'on se trouve en présence de deux individualités: celle de la femme enceinte et celle de l'embryon, dont les réactions aux médicaments peuvent être différentes.

Ainsi, certains traitements bien tolérés par l'une, entraînent chez l'autre des malformations irréversibles. Un certain nombre de médicaments sont certainement dangereux pour le fœtus humain, en particulier, les antimitotiques (agents alcoylants et antagonistes de l'acide folique). Chez ce dernier, le risque tératogène est fonction du stade de développement, mais on connaît l'effet désastreux de certaines médications (THALIDOMIDE).

Parmi les autres, on peut citer:

— *l'influence des facteurs génétiques*: par exemple les déficits enzymatiques;
— *la sensibilisation immunitaire*: une prescription antérieure peut avoir déterminé la formation d'anticorps anti-médicamenteux entraînant une hypersensibilité du patient. Les accidents les plus graves peuvent être observés, tel que le choc irréversible à la pénicilline, dont nous avons fait état et qui est loin d'être isolé.

De nombreuses drogues peuvent provoquer *des accidents par le même mécanisme physio-pathologique.*

La notion de quantité et de répétition des prises, la durée du traitement, doivent être soumises à des règles précises, en se souvenant que les variations sont fréquentes d'un sujet à l'autre et souvent chez le même sujet.

De tous ces faits, très sommairement exposés, il résulte que la responsabilité du prescripteur dans les accidents dits «iatrogênes», apparaît singulièrement difficile à définir de façon équitable.

Ceci d'autant que certains médicaments, tels la THALIDOMIDE, avaient été mis en vente sans que les effets tératogènes aient été découverts et portés à la connaissance des médecins.

Comme nous l'a clairement exposé un rapport, lors de notre dernière Session, «*la réglementation de l'expérimentation des médicaments s'est perfectionnée progressivement et représente, actuellement, une garantie importante pour les utilisateurs* ».

C'est pourquoi, *toutes réserves étant faites, la responsabilité de la thérapeutique doit être revendiquée par le médecin comme un corollaire essentiel de la liberté de prescription qui lui est reconnue.*

La règlementation des modalités de l'art de prescrire est, jusqu'à présent, inchangée. Mais, sous couvert de la liberté de prescription, des thérapeutiques sont parfois instituées *à l'aide de médications qui ne sont pas basées sur des données scientifiques ou expérimentales suffisantes.*

De telles pratiques constituent une imprudence considérable. Il importe que nos Confrères aient constamment conscience de la difficulté de leur tâche.

Claude BERNARD déclarait déjà, dans l' «Introduction à l'étude de la médecine expérimentale »:

> «*En effet, le médecin n'est pas le médecin des êtres vivants en général, pas même le médecin du genre humain, mais bien le médecin de l'individu humain et, de plus, le médecin d'un individu dans certaines conditions morbides qui lui sont spéciales et qui constituent ce qu'on appellent son idiosyncrasie.*»

Les données modernes de la Science n'ont fait que confirmer cette constatation.

Les progrès de la thérapeutique exigent que chaque médecin, en face de ses patients, fasse prudemment une évaluation de la valeur du médicament prescrit, une fois qu'il a été mis sur le marché.

Il importe aussi que chaque médecin s'informe de la façon la plus complète possible des effets secondaires et des interactions d'une drogue nouvelle.

CONSEQUENCES DEONTOLOGIQUES

Un certain nombre de conséquence découlent de cette responsabilité du prescripteur, de plus en plus affirmée.

1.°) *le médecin a le devoir de s'informer.*

Il est sollicité par la découverte et la «mise sur le marché» d'un nombre croîssant, devenu considérable, d'agents actifs et, bien souvent, de plus en plus complexes.

Il est parallèlement soumis à une autre démesure, celle d'une publicité envahissante, que l'on s'efforce actuellement de freiner.

Il a le devoir de conserver son esprit critique, aussi bien devant cette littérature que devant certaines sollicitations de l'industrie pharmaceutique.

Il a, par contre, le devoir d'apprécier la valeur réelle de certains articles d'information pharmaceutique, aussi bien que de s'informer auprès des représentants de Laboratoires.

Il a, enfin, le devoir d'étayer son propre jugement par l'information que peuvent lui apporter les séances de *Formation Médicale Continue*, auxquelles il peut assister, et par la lecture de la Presse Professionnelle spécialisée.

Lors de la consultation médicale, l'interrogatoire et l'examen clinique ne doivent pas avoir seulement un but de recherche diagnostique mais éclairer sur:

—les «antécédents thérapeutiques» du malade;
—l'existence d'hypersensibilité due au développement d'anticorps par administration antérieure d'une drogue;
—les contre-indications liées à l'âge, à l'état du foie et des reins;
—la notion d'un traitement déjà institué et en cours, constituant des incompatibilités pour certaines prescriptions nouvelles.

C'est, muni de tels renseignements, qu'il prendra une décision thérapeutique.

2.°) *le médecin a le devoir d'informer.*

Un organisme officiel a été créé, en janvier 1974, à l'instigation des Conseils Nationaux de l'Ordre des Médecins et de l'Ordre des Pharmaciens, du Syndicat National de l'Industrie Pharmaceutique et du Groupement des Centres de lutte contre les intoxications: *LE CENTRE NATIONAL DE PHARMACOVIGILANCE.*

Les services hospitaliers publics ou privés, le médecin praticien qui, dans ce domaine, a une place privilégiée qu'il peut et doit assumer, doivent s'efforcer de signaler tous les accidents thérapeutiques dont ils peuvent avoir connaissance dans leur pratique journalière, qu'il s'agisse de faits déjà connus ou d'incidents non encore signalés.

LE CENTRE NATIONAL DE PHARMACOVIGILANCE a commencé à diffuser auprès du Corps Médical, en donnant les règles de posologie, des mises en garde et des informations relatives aux effets indésirables des médicaments (sels de Bismuth, dérivés réserpiniques, Pyramidon, Noramidopyrine, dérivés halogènes de la Quinoléine).

3.°) *Dans l'intérêt de son malade, le médecin a le devoir*, dans chaque cas, d'évaluer toujours le rapport bénéfice/risque d'un traitement qu'il prescrit:

—en ayant recours aux agents thérapeutiques puissants, si l'état de son malade l'exige;
—en ne négligeant pas l'apparition ou la simple suspicion de troubles «iatrogènes».

Par exemple, les accidents hématologiques survenant parfois au cours de traitements par le chloramphénicol, s'ils doivent rendre prudent dans la prescription de ce produit, ne doivent pas rendre le médecin trop circonspect lorsqu'il s'agit d'une affection typhoïdique. Par contre, un praticien ne doit pas, suivant les dispositions du projet de Code de Déontologie, et sauf circonstances exceptionnelles, *entreprendre ou poursuivre seul des soins*, ou formuler des prescriptions dans des domaines qui dépassent sa compétence ou ses possibilités.

Il ne doit pas, dans les thérapeutiques qu'il prescrit, faire courir au malade un risque injustifié. En cas de thérapeutique nouvelle, il ne doit pas, non plus, se lancer lancer dans des essais dont il n'aurait pas la parfaite maîtrise.

4.°) *le médecin doit rester sobre dans ses prescriptions et éviter les associations médicamenteuses, toutes les fois qu'elles ne sont pas nécessitées par l'état du malade.*

En effet, en dehors de systèmes informatisés permettant de «traiter» les données relationnelles, il n'est pas possible, pour le praticien, de prévoir les interférences potentielles.

C'est ainsi que certaines associations médicamenteuses peuvent entraîner des accidents dramatiques. L'aspirine prescrite en doses importantes ou prolongées chez les malades soumis à un traitement anticoagulant peut provoquer des hémorragies graves.

De même, l'association de nombreux médicaments avec un antivitaminique K peut provoquer également des abaissements dangereux du taux de prothrombine.

Plus grave encore, sur le plan de la responsabilité, apparaît la position de certains médecins qui se consacrent au traitement de l'obésité et qui ont l'ambition d'en faire une discipline particulière.

Ils prescrivent de façon quasi systématique des mélanges complexes de nombreux principes actifs médicamenteux, voire de spécialités déconditionnées (extraits hormonaux ou hormones, salidiurétiques, anorexigènes, lipolytiques). Ils associent volontiers à ces médications actives des médications homéopathiques.

Cette conception thérapeutique doit être considérée comme dangereuse dans son principe même.

Les interactions des drogues prescrites ne peuvent être évaluées. Ceci est d'autant plus grave que, si pour les spécialités pharmaceutiques un contrôle scientifique des composants est exigé, *il n'y a aucune surveillance scientifique possible de ces associations médicamenteuses.*

On peut même dire que le danger pour la santé est tel que, si des accidents surviennent, il sera très difficile de savoir la cause exacte de ceux-ci et la drogue responsable.

Nous devons également évoquer, ici, le coût de telles médications dont l'emploi est loin d'être toujours justifié.

5.°) *Le médecin a le devoir de freiner l'auto-médication* de ses patients et du public et particulièrement de déconseiller la poursuite prolongée d'un traitement sans avis médical.

Le médecin, et particulièrement le médecin de famile a un rôle non seulement de conseiller, mais d'éducateur de ses patients. Il prescrit les régimes alimentaires des nourrissons. Il doit, de même, dire à la mère les précautions qui doivent accompagner toute administration de médications aux enfants, la graduation des posologies avec l'âge et l'état de développement. Il devrait avoir le devoir de s'assurer que la «pharmacie familiale» est hors de portée de ces derniers.

Enfin, au cours de l'interrogatoire du malade, lors d'une consultation, il est du devoir du médecin de s'enquérir des «habitudes médicamenteuses» de ses patients, des traitements suivis par ceux-ci avant de faire son ordonnance.

Il doit, dans tous les cas, rappeler au malade que, suivre sans contrôle des prescriptions simultanées constitue un danger dans certains cas et que, prendre des médicaments sans conseil, alors qu'il est sous traitement suivi, peut être également source d'accidents.

CONSEQUENCES PRATIQUES

Ces conséquences déontologiques, cet engagement de plus en plus marqué de la responsabilité médicale devant des accidents thérapeutiques de plus en plus fréquents, amènent l'Ordre à estimer que les médecins cités devant les tribunaux civils doivent aviser leur Conseil Départemental des poursuites dont ils sont l'objet et du motif de ces poursuites.

Cette information devrait être portée à la connaissance du Conseil National, afin qu'il puisse suivre la jurisprudence.

I.—**L'enseignement de la thérapeutique devrait être obligatoire** dans toutes les U.E.R. et sanctionné par un examen au cours du 3° cycle d'études médicales.

Il ne s'agit pas de contrevenir aux dispositions des articles 19 et 20 de la loi d'orientation de l'enseignement supérieur établissant l'autonomie pédagogique des U.E.R.

Mais *l'Ordre National a le devoir de veiller à la qualité de la formation professionnelle et particulièrement aux connaissances en thérapeutique des médecins qu'il inscrit à son Tableau.*

Actuellement, pharmacologie et thérapeutique sont enseignées au cours du 2° cycle d'études médicales.

Sans remettre en question l'excellence de cet enseignement et sa nécessité, nous devons faire observer qu'il est dispensé en même temps que celui de la physio-pathologie, de l'anatomie pathologique et de la séméiologie clinique. L'étudiant est simultanément initié à la pratique d'examens complémentaires nécessaires au diagnostic dans la discipline enseignée. La thérapeutique est enseignée parallèlement. Le contrôle des connaissances, aboutissant à la validation du certificat, portera surtout sur l'enseignement clinique et para-clinique. L'effort de l'étudiant sera axé sur les questions qui lui seront posées à l'examen et il risquera d'oublier les notions thérapeutiques enseignées.

Au cours du D.C.E.M. 3 et du D.C.E.M. 4 il est institué dans beaucoup d'U.E.R., un enseignement de la pharmacologie et de la thérapeutique générales.

Dans certaines U.E.R., cet enseignement est optionnel. Dans d'autres, il est obligatoire et sanctionné par un examen particulier.

L'examen terminal qui doit être institué à la fin du 2° cycle pourra pallier, dans une certaine mesure, un contrôle insuffisant.

L'expérience de cet examen qui sera fait sous forme de Q.R.O.C. ne peut être évoquée actuellement. *Il est à craindre que le contrôle des connaissances en thérapeutique ne soit un peu noyé dans la masse des autres contrôles à effectuer.*

Il ne faut pas oublier, cependant, que l'étudiant admis dans le 3° cycle accèdera aux responsabilités, non seulement diagnostiques mais thérapeutiques et qu'il est autorisé à faire des remplacements.

C'est pourquoi l'Ordre émet les vœux suivants:

1.°) L'enseignement de la pharmacologie doit être commencé au cours de la 3° année du D.C.E.M. et poursuivi au cours de la 4° année. Un enseignement autonome obligatoire de la thérapeutique doit être institué, concurremment à celui-ci et en liaison avec lui au cours du D.C.E.M. 4.
Le nombre d'enseignants nécessaire est insuffisant, à l'heure actuelle. Le nombre des professeurs et des agrégés devrait être accru en conséquence.

2.°) Ces enseignements doivent être sanctionnés par un examen particulier obligatoire. Cet examen pourrait se situer à la fin du D.C.E.M. 4.

3.°) Cependant, il apparaît souhaitable qu'un enseignement optionnel de la thérapeutique soit poursuivi au cours de la 1re année du T.C.E.M.
Les modalités pratiques devraient être assez facilement dégagées. Il est permis de penser que l'étudiant, motivé par les responsabilités nouvelles qu'il affronte, comprendra la nécessité de cet enseignement et du contrôle de ses connaissances. *Il prendra mieux conscience de l'action des drogues qu'il est amené à prescrire et des accidents que ses prescriptions risquent d'entraîner.*

4.°) L'examen obligatoire de thérapeutique aurait lieu à la fin de la 1re année du Troisième Cycle.

5.°) La réussite à cet examen doit être indispensable pour que l'étudiant puisse faire des remplacements ou accomplir son stage chez le praticien. Il importe que, pour aborder ce stage où l'étudiant sera confronté avec l'exercice proprement dit, les responsabilités individuelles et la délivrance des ordonnances, il ait des connaissances générales de la thérapeutique dans son ensemble.

II.—La formation médicale continue

«L'homme d'aujourd'hui est un étudiant permanent.»

Pendant longtemps, l'expérience a été suffisante pour suivre l'évolution de la médecine, mais les progrès sont devenus trop rapides pour qu'il en soit toujours ainsi.

«*Personne ne peut apprendre toute la médecine.*» La nécessité d'une formation médicale continue n'est plus à démontrer.

Il importe que le médecin, pendant toute sa vie professionnelle, continue à réparer ses oublis, à acquérir des connaissances nouvelles, à assimiler les techniques modernes.

Les progrès des connaissances sont particulièrement rapides en thérapeutique et le médecin doit s'en tenir constamment informé

Il importe donc que la thérapeutique soit enseignée tout au long de la vie professionnelle. En vérité, «*les praticiens sont friands de renseignements pharmacologiques et thérapeutiques*».

Nous l'avons déjà signalé plus haut: la publicité pharmaceutique et les visiteurs médicaux en fournissent abondamment.

Mais, si l'on veut éviter les accidents «iatrogènes», il faut leur donner une information objective et réellement scientifique, éveiller leur esprit critique et confronter leurs connaissances.

Il est souhaitable, à ce point de vue, *qu'un Comité Technique adjoint au Centre National de Pharmacovigilance soit chargé de la transmission des cas, colligés par celui-ci, au Ministère de la Santé.*

Reste la liaison à établir avec l'ensemble des praticiens.

A l'étranger, différentes revues spécialisées rapportent régulièrement les cas mondiaux de «nuisances par les médicaments» qui ont donné lieu à publication.

Certaines revues médicales de langue française publient aussi, régulièrement, les cas connus d'effets indésirables des médicaments.

Il serait bon que le Bulletin de l'Ordre diffuse, en liaison avec le *CENTRE NATIONAL DE PHARMACOVIGILANCE* et sous forme de mises au point, les principaux renseignements sur les accidents dûs aux médicaments, parvenus à la connaissance de celui-ci.

* * *

Il est permis d'espérer qu'avec la mise en place d'un tel ensemble d'enseignements, d'aide et d'informations, les nuisances thérapeutiques seront réduites au minimum et que l'Ordre et les médecins auront apporté leur contribution à une protection toujours meilleure de l'individu souffrant.

PLUSIEURS OBSERVATIONS SUR CE TEXTE

1.°) Son existence même et son adoption par le Conseil National de l'ordre, le 30 Avril 1977, prouve à quel point le danger de certains médicaments est grand.

2.°) Il était déjà si grand en 1974 qu'un Centre National de Pharmacovigilance avait été créé.

C'est ainsi qu'en en 1977, nous apprenons que ce centre a commencé à diffuser auprès du corps médical des mises en garde et des informations relatives aux effets indésirables de médicaments tels que: sels de Bismuth, dérivés réserpiniques, Pyramidon, Noramidopyrine, dérivés halogènes de la Quinoléine.

Il faut bien reconnaitre qu'en 3 ans c'est très peu quand on sait qu'il existe des centaines de médicaments nocifs.

De plus, certaines spécialités ayant pour base ces produits explosifs étaient commercialisées depuis de nombreuses années (1956-1963-1964-1957-1969-1968)

En 1978, au Vidal, figurent encore 12 spécialités dans lesquelles entre l'AMIDOPYRINE et 8 de la NORAMIDOPYRINE.

Il est donc raisonnable de penser qu'entre 1956 et 1974, de très nombreux malades auxquels ont été administrées des spécialités dans lesquelles entre de la Noramidopyrine ou de l'amidopyrine ont subi des accidents hématologiques ayant parfois entrainé une issue fatale.

3.°) Sans mettre en cause un seul instant la conscience professionnelle des médecins, peut-on être assuré, qu'ils seront correctement informés des dangers de certaines spécialités et à défaut, toute responsabilité de leur part étant dégagée, ne prescriront-ils pas des spécialités dont les actions indésirables ne sont pas clairement établies?

4.°) *Le rapport adopté par le Conseil National de l'ordre des Médecins souligne qu'il n'existe aucune surveillance scientifique possible des associations médicamenteuses.*

5.°) Le rapport en question semble déplorer qu'il ne soit pas fait une part suffisamment importante à l'enseignement de la pharmacologie et de la thérapeutique dans les différents cycles d'études accomplies par les futurs médecins et insiste sur la nécessité d'un enseignement thérapeutique obligatoire sanctionné par un examen au cours du 3 ème cycle d'études médicales. Il semble donc exister une LACUNE dans l'enseignement tel qu'il est dispensé actuellement.

LE CHOIX DIFFICILE DU MÉDICAMENT

Le médecin est matraqué journellement par une publicité intempestive et souvent mensongère de la part des laboratoires.

Son rôle d'agent de prescription devient par le fait de plus en plus difficile, car il se trouve "noyé" dans une masse d'armes médicamenteuses plus ou moins efficaces, plus ou moins dangereuses, quelquefois meurtrières.

Généralement, il ne dispose pas du temps matériel nécessaire pour pouvoir accomplir un choix valable parmi toutes les spécialités qui lui sont proposées.

De plus, par sa formation à l'université, il n'a pas acquis les éléments pharmacologiques indispensables lui permettant d'accomplir ce choix.

Le médecin n'est pas un "surhomme" et des erreurs de prescriptions sont toujours possibles.

UNE RÉGLEMENTATION LAXISTE

Il apparait que ce n'est pas le médecin qui doit être mis en cause en l'état de choses actuel, mais bien l'état et le ministère de la santé, responsables de la santé publique, qui devraient contrôler et réglementer beaucoup plus sérieusement les spécialités pharmaceutiques mises sur le marché.

Les laboratoires qui réalisent des bénéfices prodigieux —Il suffit pour s'en convaincre de considérer leur budget de publicité— ne devraient plus pouvoir obtenir aussi facilement des visas pour la commercialisation de produits dans lesquels entrent des substances chimiquement nocives ou dont la nocivité est soupçonnée.

Certaines autorisations de mise sur le marché accordées avant 1979 devraient être retirées et ce retrait peut concerner plusieurs centaines de spécialités douteuses ou parfaitement dangereuses.

A propos du tableau mentionnant les produits chimiques de base entrant dans la composition de différentes spécialités possédant des actions indésirables ou secondaires:

LE FLOU DES ÉTIQUETTES

1.°) Un même médicament peut comporter une ou plusieurs des substances citées en association.

2.°) Ce tableau ne communique pas le nom des spécialités sous lequel les laboratoires commercialisent les substances indiquées.

Il y a donc lieu pour le malade d'observer avec beaucoup d'attention la formule inscrite sur la notice qui accompagne les médicaments.

3.°) On remarquera généralement que les laboratoires n'utilisent pratiquement jamais le nom de la substance chimique utilisée pour composer l'intitulé de leurs spécialités. Ainsi par exemple, une spécialité intitulée VISNYCAL ne contient ni VISNADINE ni CALCITONINE, ainsi que l'on serait tenté de le penser, mais du CHLORAMPHENICOL et du PARACETAMOL.

4.°) Il n'est signalé dans le tableau que l'action indésirable d'une seule substance figurant dans le médicament. Si ce dernier comporte plusieurs substances il faut tenir compte de l'action indésirable de chacune: Il y a "synergie d'action". Egalement, il y a lieu d'attirer l'attention du lecteur sur le fait que s'il prend plusieurs médicaments différents, certaines des substances chimiques y contenues se combinent entre elles et peuvent donner lieu à des associations redoutables.

5.°) Certains médicaments dits "analgésiques", c'est à dire destinés à faire disparaitre la douleur, comportent des substances extrêmement dangereuses telles l'AMIDOPYRINE et la NORAMIDOPYRINE.

Il existait sur le marché en 1983, 12 spécialités contenant de la NORAMIDOPYRINE. Il n'en existe plus que 9 en 1986.

Mais comment ne pas s'étonner que de telles spécialités aient pu exister et existent encore lorsque l'on prend la peine de lire la mise en garde suivante figurant dans le Dictionnaire VIDAL:

MISE EN GARDE

ATTENTION, CE MÉDICAMENT CONTIENT DE L'AMIDOPYRINE ET PEUT DONC ÊTRE RESPONSABLE D'UNE AGRANULOCYTOSE MORTELLE.

PRÉCAUTIONS

Chez un sujet sans antécédent hématologique, la prescription de ce médicament doit être mûrement posée. Rien ne permet, en effet, actuellement, de dépister les sujets sensibles; d'autre part, rien ne permet, sous traitement de prévoir la survenue d'une agranulocytóse, car celle-ci peut apparaître après la première prise (apparente), ou après plusieurs semaines de traitement, ou lors d'une réadministration. La surveillance systématique de la numération globulaire est donc illusoire. Par contre, tout patient prenant ce médicament doit savoir que l'apparition de fièvre et/ou d'une angine et/ou d'ulcérations buccales impose:

1. l'arrêt immédiat du médicament,
2. le contrôle d'urgence de l'hémogramme.

En effet, la poursuite de la prise de ce médicament majore les risques de mortalité. La constatation d'une agranulocytose nécessite le transfert d'urgence en milieu hospitalier.

ACTIONS INDÉSIRABLES

Accidents hématologiques.

Tous médicaments contenant de l'amidopyrine ou de la noramidopyrine peuvent être responsables d'agranulocytose complète d'une durée minimale d'une semaine. Les accidents sont rares mais restent mortels dans plus de 10% des cas malgré les techniques de réanimation hématologique actuelles. Ces agranulocytoses ne sont pas liées à la dose et peuvent être provoquées par la prise d'une dose minime — par exemple 1/2 comprimé dragéifié. Elles sont imprévisibles.

N'oublions pas qu'aucun médecin ne peut savoir si son patient est allergique ou non à ces médicaments.

En outre, par arrêté du 22 juillet 1976, Simone VEIL alors ministre de la Santé, avait pris la décision de faire figurer ces dèux substances à la section II du tableau C des substances vénéneuses où elles ne figuraient pas auparavant. En d'autres termes, durant de nombreuses années, les spécialités à base d'AMIDOPYRINE et de NORAMIDOPYRINE étaient prescrites comme analgésiques, sans que l'attention des médecins prescripteurs soit particulièrement attirée sur les actions indésirables de ces produits. Combien y a t-il eu de décès avant 1976, imputables à ces médicaments?

Nul ne saurait le dire sauf peut-être ceux qui en ont été les victimes. Evidemment, ils ne sont plus là pour en témoigner!

ARRÊTÉ DU 22 JUILLET 1976, PORTANT INSCRIPTION ET MODIFICATION AUX TABLEAUX DES SUBSTANCES VÉNÉNEUSES (SECTION II) (J.O. 18-8-76, p. 4184).

Le ministre de la Santé,

Vu le code de la santé publique, et notamment ses articles L. 626, R. 5149 et R. 5169;

Vu l'arrêté du 21 janvier 1957;

Vu l'avis de l'académie de médecine.

Arrête:

Art. 1er.—Sont inscrits à la section II du tableau C *des substances vénéneuses* les produits suivants:

Aminophénazone ou *amidopyrine* ou diméthylamino-4 diméthyl-2,3 phényl-1 △/3 pyrazolinone-5 et ses sels.

Noramidopyyrine ou diméthyl-2,3 méthylamino-4 phényl-1 △/3-pyrazolinone-5 et ses sels, notamment le noramidopyrine méthane sulfonate de sodium.

Art. 2.—Les dispositions de l'article précédent entreront en vigueur à l'issue d'un délai de quatre mois à compter de la date de publication du présent arrêté.

Art. 3.—Le chef du service central de la pharmacie et des médicaments est chargé de l'execution du présent arrêté, qui sera publié au *Journal Officiel* de la République française.

Fait à Paris, le 22 juillet 1976.

SIMONE VEIL.

6.°) La lecture du tableau permettra de constater que 138 substances citées possèdent une action primaire ou secondaire défavorable sur le FOIE et 103 sur les reins.

7.°) 125 substances sur 330 sont prohibées ou déconseillées en cas de grossesse, à cause de leurs effets prouvés ou probables TERATOGENES, c'est à dire susceptibles de produire des monstres ou des malformations congénitales.

8.°) 160 substances ont une action primaire ou secondaire indésirable sur la peau: Eruptions, rash cutané, prurit, allergie etc...

9.°) 114 substances possèdent une action primaire ou secondaire indésirable sur le sang: Modification de la formule sanguine, Leucopénie, neutropénie, Thrombopénie, anémie, etc...

10.°) 185 substances ont une action indésirable sur le système digestif: Gastrites, dyspepsies, brûlures d'estomac, ulcère etc...

11.°) 144 substances ont une action indésirable sur le système intestinal: Diarrhée, constipation, colopathies, etc...

2.°) 79 substances ont une action indésirable sur le comportement des individus: Agitation, état confusionnel, troubles mentaux, irritabilité, perte de mémoire etc...

13.°) 52 substances ont une action indésirable sur la vision ou l'audition.

14.°) 92 substances ont une action indésirable sur le système cardio-vasculaire.

15.°) 86 substances peuvent provoquer des céphalées ou des vertiges ou les deux.

16.°) Les substances entrant dans la composition des médicaments peuvent se combiner aux substances nocives absorbées par l'alimentation ou la respiration et produire ainsi des composés instables dont certains sont soupçonnés d'être cancérogènes.

Or cela, les laboratoires même les plus sérieux qui sont convaincus des risques non iatrogènes de leurs spécialités ne peuvent en aucun cas le prévoir. De même qu'ils ne peuvent prévoir que des prescriptions médicales surchargées comporteront plusieurs spécialités dont les diverses substances chimiques entrant en combinaison provoqueront des effets néfastes sur l'organisme de l'utilisateur. Egalement, les laboratoires ne sont pas responsables, ni les médecins, des mélanges "détonnants" et "étonnants" réalisés par les malades eux mêmes qui prennent sans avis médical des comprimés, ampoules, dragées, tablettes, granulés, cachets, poudres.

Une sorte de "boulimie" de médicaments semble s'être emparée des personnes appartenant à notre forme de société, constituant de la sorte un très grave danger pour l'avenir de l'espèce.

CE QUI EST PROUVÉ

LES EFFETS INDÉSIRABLES SIGNALÉS PAR LES LABORATOIRES à la suite d'EXPÉRIENCES CLINIQUES

CE QUI NE L'EST PAS

LES EFFETS INDÉSIRABLES NON PRÉVUS PAR LES LABORATOIRES, faute d'expériences cliniques

ou MIS EN ÉVIDENCE PAR L'USAGE PROLONGÉ (5 à 10 ans)

LES ACCIDENTS survenant brutalement en cours de traitement (Réactions d'HYPERSENSIBILITÉ)

ETUDE DES ACTIONS INDESIRABLES DE 330 PRODUITS DE SYNTHESE

Ces substances, seules ou en association entrent dans la composition d'environ 1 400 spécialités pharmaceutiques.

Sont étudiés et signalés les effets au niveau:

1.°) DU FOIE

2.°) DE LA TENSION ARTERIELLE

3.°) DU SYSTEME RESPIRATOIRE

4.°) DES REINS

5.°) DES SURRENALES

6.°) DE LA PEAU

7.°) DU SYSTEME DIGESTIF

8.°) DU SYSTEME INTESTINAL

9.°) DU SYSTEME CARDIO-VASCULAIRE

10.°) DU PSYCHISME •

11.°) DE LA VISION •

12.°) DE L'AUDITION •

13.°) DE TROUBLES TELS QUE : CEPHALES-VERTIGES-NAUSEES.

14.°) DU FOETUS (GROSSESSE)

15.°) DU SANG (MODIFICATION DE LA FORMULE SANGUINE)

Les expériences réalisées sur l'homme sont RARES.

Celles faites sur des animaux ne sont pas forcément fiables, car non transposables à l'être humain, d'une façon générale.

Seules ont une réelle valeur les observations faites à la suite de l'administration des médicaments à des MALADES ou des BIEN-PORTANTS, qui de ce fait, servent de COBAYES.

Etant donné le manque d'information qui est la règle générale parmi les patients au sujet des médicaments administrés et leur confiance souvent aveugle à l'égard de la médecine allopathique, leur passivité en cas de survenue d'effets indésirables dus aux médicaments absorbés, parfois durant longtemps, il s'avère pratiquement impossible de recueillir des informations précises quant aux multiples dégâts occasionnés par les substances chimiques de synthèse sur leur organisme.

Seul, le médecin traitant peut s'en rendre compte à la condition d'être motivé et de suivre un minimum de patients avec une grande attention.

Or, malheureusement, la plupart des médecins, surchargés de patients, ne peuvent se livrer à ce genre de recherche systématique qui devrait être la règle générale.

C'est la raison pour laquelle, les «fiches d'alerte» parvenant au Centre de PHARMACOVIGILANCE, sont peu nombreuses et n'ont concerné jusqu'à présent que quelques rares produits dont tout le monde connaissait la nocivité : BISMUTH- AMIDOPYRINE- NORAMIDOPYRINE.

De la sorte, échappent à toute étude un nombre impressionnant de médicaments et en particulier des anti-hypertenseurs, des antidépresseurs, des hypocholestérolémiants, des oestrogènes... etc... etc...

Les principales victimes de ce genre de produits se situent parmi les patients qui ont entre 45 et 80 ans, lesquels très souvent ne sont pas des «malades», mais souffrent simplement de troubles divers inhérents à leur âge et voient apparaitre des lésions organiques qui hâtent une disparition prématurée.

DENOMINATIONS COMMUNES – Pharmacopée Française ou dénominations communes internationales	ACTIONS INDESIRABLES au niveau:		SYST. RESPIRAT.	REINS	SURRENALES	PEAU	SYST. DIGESTIF	SYST. INTESTINAL	SYS. CARDIO-VASCULAIRE	GROSSESSE	CÉPHALÉES VERTIGES NAUSÉES	+SANG	+PSYCHISME	+VISION	+AUDITION
	FOIE	TENSION													
SUBSTANCE															
ACETAZOLAMIDE	OUI			OUI	OUI				OUI						
ACIDE BUCLOXIQUE		OUI		OUI		OUI	OUI		OUI						
ACIDE DEHYDROCHOLIQUE	OUI			OUI						OUI				OUI	
ACIDE ETACRYNIQUE	OUI					OUI	OUI	OUI			OUI	OUI		R.D.M.	
ACIDE FLUFENAMIQUE						OUI	OUI	OUI						R.D.M.	
ACIDE IOBENZAMIQUE	OUI			OUI						OUI				R.D.M.	
ACIDE IOCARMIQUE							OUI				OUI			R.D.M.	
ACIDE IOPANOIQUE				OUI		OUI	OUI				OUI			R.D.M.	
ACIDE IOXITALAMIQUE							OUI		OUI					R.D.M.	
ACIDE MEFENAMIQUE							OUI	OUI							
ACIDE NIFLUMIQUE							OUI	OUI		OUI					
ACIDE PROTIZINIQUE						OUI	OUI	OUI						R.D.M.	
ADIPIODONE	OUI			OUI		OUI	OUI		OUI			OUI			
ALFADOLONE	OUI	OUI	OUI			OUI								R.D.M.	
ALIMEMAZINE		OUI				OUI		OUI			OUI		OUI		
ALLOCLAMIDE	OUI			OUI		OUI	OUI			OUI	OUI	OUI		R.D.M.	
ALLOPURINOL	OUI			OUI		OUI	OUI			OUI	OUI	OUI			
ALPRENOLOL	OUI	OUI					OUI	OUI	OUI	OUI					OUI
ALTIZIDE	OUI			OUI		OUI				OUI					
AMANTADINE		OUI				OUI	OUI	OUI		OUI			OUI		
AMBENONIUM							OUI	OUI			OUI		OUI	OUI	
AMFEPRAMONE	OUI	OUI				OUI	OUI		OUI	OUI	OUI		OUI		

R.D.M. =Retiré du marché après 1983

DENOMINATIONS COMMUNES – Pharmacopée Française ou dénominations communes internationales	ACTIONS INDESIRABLES au niveau: FOIE	TENSION	SYST. RESPIRAT.	REINS	SURRENALES	PEAU	SYST. DIGESTIF	SYST. INTESTINAL	SYS. CARDIO-VASCULAIRE	GROSSESSE	CÉPHALÉES VERTIGES NAUSÉES	+ SANG	+ PSYCHISME	+ VISION	+ AUDITION
SUBSTANCE															
AMIDOPYRINE												OUI		R.D.M.	
AMILORIDE		OUI		OUI		OUI	OUI	OUI	OUI	OUI	OUI		OUI		
AMIODARONE						OUI							OUI		
AMITRIPTYLINE	OUI			OUI		OUI	OUI	OUI	OUI		OUI	OUI	OUI		
AMIXETRINE											OUI			R.D.M	
AMOBARBITAL	OUI			OUI					OUI				OUI		
AMODIAQUINE						OUI	OUI		OUI			OUI	OUI		
AMPHETAMINE		OUI				OUI					OUI	OUI	OUI		
ANISINDIONE						OUI									
ANTAZOLINE									OUI		OUI				
AZACYCLONOL		OUI												OUI	
AZATADINE				OUI											
AZATHIOPRINE	OUI					OUI	OUI	OUI		OUI		OUI			
BACLOFENE							OUI				OUI				
BAMIFYLLINE							OUI		OUI		OUI	OUI			
BARBITAL				OUI		OUI	OUI								
BENFOTIAMINE							OUI	OUI							
BENMOXINE													OUI	R.D.M.	
BENZATROPINE	OUI					OUI		OUI					OUI	OUI	
BENZOCTAMINE	OUI			OUI											
BENZPHETAMINE	OUI					OUI			OUI		OUI				
BENTHIAZIDE		OUI		OUI			OUI			OUI					

DENOMINATIONS COMMUNES – Pharmacopée Française ou dénominations communes internationales	ACTIONS INDESIRABLES au niveau:		SYST. RESPIRAT.	REINS	SURRENALES	PEAU	SYST. DIGESTIF	SYST. INTESTINAL	SYS. CARDIO-VASCULAIRE	GROSSESSE	CÉPHALÉES VERTIGES NAUSÉES	+ SANG	+ PSYCHISME	+ VISION	+ AUDITION
	FOIE	TENSION													
SUBSTANCE															
BETAMETHASONE						OUI	OUI	OUI		OUI			OUI		
BETANIDINE		OUI					OUI							R.D.M.	
BIETASERPINE						OUI	OUI	OUI			OUI		OUI	OUI	
BIPERIDENE														OUI	
BRALLOBARBITAL	OUI													R.D.M.	
BRETYLIUM		OUI					OUI		OUI						
BROMELAINE	OUI			OUI								OUI			
BUCLIZINE				OUI		OUI	OUI		OUI	OUI			OUI		
BUFENIODE		OUI										OUI		R.D.M.	
BUPRANOLOL							OUI		OUI	OUI				R.D.M.	
BUSULFAN						OUI				OUI		OUI			
BUTALBITAL	OUI			OUI								MORT			
BUTHIAZIDE	OUI			OUI								OUI		R.D.M.	
BUTOBARBITAL						OUI	OUI	OUI					OUI		
BUZEPIDE			OUI			OUI			OUI		OUI				
CAMPHOTAMIDE		OUI												R.D.M.	
CANRENONE							OUI					OUI			
CARBAMAZEPINE	OUI					OUI					OUI	OUI			
CARBIDOPA	OUI		OUI			OUI	OUI	OUI			OUI	OUI	OUI	OUI	
CARZENIDE	OUI		OUI									MORT		R.D.M.	
CEFACETRILLE	OUI					OUI				OUI					

DENOMINATIONS COMMUNES – Pharmacopée Française ou dénominations communes internationales	ACTIONS INDESIRABLES au niveau:		SYST. RESPIRAT.	REINS	SURRENALES	PEAU	SYST. DIGESTIF	SYST. INTESTINAL	SYS. CARDIO-VASCULAIRE	GROSSESSE	CÉPHALÉES VERTIGES NAUSÉES	+SANG	+PSYCHISME	+VISION	+AUDITION
	FOIE	TENSION													
SUBSTANCE															
CEFALORIDINE				OUI		OUI	OUI	OUI				OUI			
CEFALOTINE				OUI		OUI						OUI			
CEFAPIRINE				OUI		OUI	OUI	OUI				OUI		R.D.M.	
CHLORAMBUCIL										OUI					
CHLORAMPHENICOL	OUI			OUI		OUI	OUI	OUI	OUI			MORT.		OUI	
CHLORDIAZEPOXYDE										OUI					
CHLORMETHINE						OUI						OUI			
CHLORMEZANONE		OUI				OUI					OUI				
CHLOROIODIQUINE										OUI					
CHLOROQUINE							OUI							OUI	
CHLOROTRIANISENE						OUI	OUI			OUI					
CHLORPHENAMINE							OUI								
CHLORPROETHAZINE		OUI				OUI									
CHLORPROMAZINE	OUI	OUI				OUI	OUI		OUI	OUI		OUI		OUI	
CHLORPROPAMIDE	OUI					OUI	OUI			OUI		OUI			
CHLORTALIDONE	OUI			OUI		OUI	OUI					OUI			
CLEMASTINE											OUI				
CLEMIZOLE						OUI	OUI								
CLIDINIUM	OUI					OUI		OUI		OUI					
CLINDAMYCINE	OUI			OUI				OUI		OUI		OUI			
CLOBENZOREX	OUI							OUI	OUI				OUI		
CLOFEXAMIDE												MORT			

DENOMINATIONS COMMUNES – Pharmacopée Française ou dénominations communes internationales	ACTIONS INDESIRABLES au niveau: FOIE	TENSION	SYST. RESPIRAT.	REINS	SURRENALES	PEAU	SYST. DIGESTIF	SYST. INTESTINAL	SYS. CARDIO-VASCULAIRE	GROSSESSE	CÉPHALÉES VERTIGES NAUSÉES	+ SANG	+ PSYCHISME	+ VISION	+ AUDITION
SUBSTANCE															
CLOFIBRATE	OUI						OUI	OUI		OUI	OUI				
CLOFIBRIDE	OUI						OUI	OUI	OUI		OUI	OUI			
CLOMIFENE	OUI					OUI	OUI	OUI		OUI	OUI			OUI	
CLOMIPRAMINE		OUI						OUI	OUI	OUI			OUI	OUI	
CLONAZEPAM									OUI						
CLONIDINE						OUI		OUI	OUI	OUI					
CLORAZEPATE	OUI			OUI					OUI				OUI		
CLORAZEPATE	OUI			OUI					OUI				OUI		
CLOREXOLONE							OUI								
CLOXACILLINE	OUI		OUI			OUI	OUI	OUI			OUI	OUI			
CORTISONE					OUI		OUI	OUI		OUI					
CORTIVAZOL							OUI	OUI		OUI			OUI		
CYCLIZINE														OUI	
CYCLOBARBITAL	OUI														
CYCLOVALONE	OUI								OUI			OUI			
CYPRODENATE							OUI								
CYPROHEPTADINE	OUI					OUI	OUI	OUI			OUI		OUI	OUI	
DAUNORUBICINE							OUI		OUI		OUI	OUI			
DEFEROXAMINE		OUI				OUI	OUI	OUI	OUI					OUI	
DESIPRAMINE		OUI								OUI	OUI	OUI			
DESOXIMETASONE						OUI									
DESOXYCORTONE		OUI		OUI	OUI	OUI	OUI	OUI							
DEXAMETHASONE		OUI		OUI	OUI	OUI	OUI	OUI			OUI		OUI	OUI	

DENOMINATIONS COMMUNES – Pharmacopée Française ou dénominations communes internationales	ACTIONS INDESIRABLES au niveau :		SYST. RESPIRAT.	REINS	SURRENALES	PEAU	SYST. DIGESTIF	SYST. INTESTINAL	SYS. CARDIO-VASCULAIRE	GROSSESSE	CÉPHALÉES VERTIGES NAUSÉES	+ SANG	+ PSYCHISME	+ VISION	+ AUDITION
	FOIE	TENSION													
SUBSTANCE															
DICLOFENAC				OUI			OUI	OUI							
DEXTROPROPOXYPHENE						OUI	OUI	OUI			OUI				
DEXTROTHYROXINE							OUI								
DIAZEPAM		OUI		OUI											
DIAZOXIDE	OUI	OUI				OUI	OUI					OUI			
DIBENZEPINE	OUI	OUI						OUI	OUI						
DICLOXACILLINE	OUI		OUI			OUI	OUI	OUI							
DIENESTROL	OUI	OUI					OUI	OUI	OUI						
DIETHYLCARBAMAZINE						OUI	OUI				OUI				
DIGOXINE						OUI			OUI	OUI		OUI		OUI	
DIHYDRALAZINE		OUI				OUI			OUI		OUI				
DIPHENHYDRAMINE											OUI		OUI		
DIPYRIDAMOLE		OUI				OUI	OUI	OUI		OUI	OUI				
DISOPYRAMIDE	OUI						OUI		OUI					OUI	
DISULFIRAME	OUI								OUI		OUI		OUI		
DOXAPRAM		OUI	OUI				OUI				OUI				
DOXORUBICINE	OUI						OUI	OUI	OUI		OUI				
DOXEPINE		OUI				OUI		OUI	OUI	OUI			OUI	OUI	
DROPERIDOL		OUI								OUI					
EPROZINOL							OUI				OUI				
ERGOTAMINE	OUI	OUI					OUI		OUI	OUI				OUI	
ETHAMBUTOL														OUI	

DENOMINATIONS COMMUNES – Pharmacopée Française ou dénominations communes internationales	ACTIONS INDESIRABLES au niveau:		SYST. RESPIRAT.	REINS	SURRENALES	PEAU	SYST. DIGESTIF	SYST. INTESTINAL	SYS. CARDIO-VASCULAIRE	GROSSESSE	CÉPHALÉES VERTIGES NAUSÉES	+ SANG	+ PSYCHISME	+ VISION	+AUDITION
	FOIE	TENSION													
SUBSTANCE															
ETHIONAMIDE	OUI					OUI	OUI			OUI			OUI		
ETHOSUXIMIDE											OUI	OUI			
ETILEFRINE									OUI		OUI				
ETIPYRIUM	OUI			OUI			OUI					MORT		R.D.M.	
FEBARBAMATE	OUI			OUI					OUI				OUI		
FENCARBAMIDE								OUI							
FENETYLLINE										OUI	OUI				
FENOFIBRATE	OUI			OUI		OUI	OUI	OUI		OUI		OUI			
FENPENTADIOL											OUI		OUI	R.D.M.	
FENTANYL			OUI							OUI					
FLUCYTOSINE										OUI		OUI			
FLUMETASONE				OUI	OUI	OUI	OUI	OUI							
FLUOCINOLONE				OUI	OUI	OUI	OUI	OUI							
FLUOCINONIDE				OUI	OUI	OUI	OUI	OUI							
FLUOCORTOLONE				OUI	OUI	OUI	OUI	OUI							
FLUOROURACILE						OUI	OUI	OUI		OUI		OUI			
FLUOXYMESTERONE	OUI			OUI		OUI			OUI						
FLUPHENAZINE	OUI			OUI					OUI			OUI			
FLUPREDNIDENE						OUI								R.D.M.	
FOLESCUTOL				OUI		OUI	OUI			OUI		OUI			
FURFENOREX								OUI	OUI				OUI	R.D.M.	
FUROSEMIDE						OUI		OUI				OUI			

DENOMINATIONS COMMUNES – Pharmacopée Française ou dénominations communes internationales	ACTIONS INDESIRABLES au niveau:		SYST. RESPIRAT.	REINS	SURRENALES	PEAU	SYST. DIGESTIF	SYST. INTESTINAL	SYS. CARDIO-VASCULAIRE	GROSSESSE	CÉPHALÉES VERTIGES NAUSÉES	+ SANG	+ PSYCHISME	+ VISION	+ AUDITION
	FOIE	TENSION													
SUBSTANCE															
GENTAMICINE				OUI		OUI									
GLAFENINE				OUI		OUI									
GLIBENCLAMIDE						OUI	OUI					OUI			
GLIBORNURIDE	OUI			OUI		OUI	OUI		OUI	OUI		OUI			
GLICAZIDE	OUI					OUI	OUI	OUI		OUI		OUI			
GLIPIZIDE	OUI					OUI	OUI	OUI			OUI	OUI			
GLYBUTAMIDE	OUI			OUI		OUI	OUI	OUI		OUI		OUI			
GONADOTROPHINE						OUI									
GRISEOFULVINE	OUI					OUI	OUI	OUI		OUI	OUI				
GUANETHIDINE		OUI		OUI			OUI	OUI	OUI			OUI		OUI	
GUANOXAN	OUI	OUI					OUI	OUI							
HEPTABARBITAL	OUI					OUI					OUI		OUI		
HETACILLINE	OUI		OUI			OUI	OUI	OUI				OUI			
HEXOCYCLIUM								OUI	OUI					OUI	
HYDROCHLOROTHIAZIDE	OUI	OUI		OUI			OUI		OUI			OUI		OUI	
HYDROCORTISONE				OUI	OUI	OUI	OUI	OUI		OUI			OUI		
HYDROFLUMETHIAZIDE	OUI			OUI	OUI		OUI					OUI	OUI		
HYDROXYUREE				OUI		OUI				OUI	OUI	OUI			
HYDROXYCHLOROQUINE						OUI	OUI			OUI	OUI	OUI	OUI	OUI	
HYDROXYZINE										OUI		OUI			
HYMECROMONE	OUI							OUI							
IBUPROFENE						OUI	OUI	OUI		OUI	OUI			OUI	

DENOMINATIONS COMMUNES – Pharmacopée Française ou dénominations communes internationales	ACTIONS INDESIRABLES au niveau:		SYST. RESPIRAT.	REINS	SURRENALES	PEAU	SYST. DIGESTIF	SYST. INTESTINAL	SYS. CARDIO-VASCULAIRE	GROSSESSE	CÉPHALÉES VERTIGES NAUSÉES	+SANG	+PSYCHISME	+VISION	+AUDITION
	FOIE	TENSION													
SUBSTANCE															
IDOXURIDINE						OUI									
IMIPRAMINE	OUI			OUI			OUI			OUI		OUI	OUI		
INDOMETACINE	OUI	OUI	OUI	OUI		OUI	OUI	OUI	OUI		OUI	OUI	OUI	OUI	
IOPODATE DE SODIUM						OUI	OUI							R.D.M.	
IOPYDONE			OUI												
IPRONIAZIDE	OUI	OUI		OUI							OUI		OUI		
ISOPRENALINE		OUI							OUI						
ISOSORBIDE DINITRATE		OUI									OUI				
ISOXSUPRINE		OUI							OUI						
KALLEONE						OUI									
KANAMYCINE	OUI			OUI		OUI	OUI	OUI						OUI	
KEBUZONE	OUI			OUI			OUI	OUI	OUI			OUI		R.D.M.	
KETOPROFENE							OUI			OUI					
LIDOFLAZINE							OUI		OUI						
LINCOMYCINE							OUI	OUI							
LYNESTRENOL	OUI	OUI				OUI			OUI	OUI	OUI		OUI	OUI	
MEFENOREX		OUI					OUI	OUI	OUI				OUI		
MELPHALAN	OUI			OUI			OUI	OUI		OUI		OUI			
MEPACRINE						OUI				OUI					
MEPENZOLATE														OUI	
MEPROBAMATE				OUI			OUI	OUI		OUI		OUI			
MERCAPTOPURINE							OUI			OUI		OUI			

DENOMINATIONS COMMUNES – Pharmacopée Française ou dénominations communes internationales	ACTIONS INDESIRABLES au niveau:		SYST. RESPIRAT.	REINS	SURRENALES	PEAU	SYST. DIGESTIF	SYST. INTESTINAL	SYS. CARDIO-VASCULAIRE	GROSSESSE	CÉPHALÉES VERTIGES NAUSÉES	+ SANG	+ PSYCHISME	+ VISION	+ AUDITION
	FOIE	TENSION													
SUBSTANCE															
METAHEXAMIDE	OUI			OUI		OUI	OUI			OUI		OUI		R.D.M.	
METAMPICILLINE						OUI	OUI	OUI							
METFORMINE	OUI	OUI					OUI	OUI		OUI					
METHAQUALONE	OUI					OUI	OUI			OUI	OUI				
METHOSERPIDINE	OUI			OUI		OUI	OUI	OUI	OUI		OUI			OUI	
METHOTREXATE	OUI			OUI			OUI			OUI	OUI				
METHICLOTHIIAZIDE	OUI			OUI		OUI	OUI	OUI			OUI		OUI		
METHYLDOPA	OUI	OUI			OUI	OUI	OUI	OUI	OUI	OUI	OUI		OUI		
METHYLENECYCLINE	OUI					OUI	OUI	OUI			OUI	OUI			
METHYLPENTYNOL						OUI							OUI	R.D.M.	
METHYLPREDNISOLONE				OUI		OUI	OUI	OUI	OUI				OUI		
METRONIZAZOLE	OUI						OUI			OUI	OUI	OUI			
MOPIPERONE										OUI					
NANDROLONE										OUI					
NIALAMIDE		OUI		OUI		OUI	OUI	OUI			OUI		OUI	OUI	
NICOCLONATE	OUI					OUI	OUI	OUI			OUI				R.D.M.
NITRAZEPAM										OUI					
NORADRENALINE			OUI						OUI		OUI		OUI		
NORAMIDOPYRINE												MORT			
NORETHANDROLONE	OUI						OUI	OUI		OUI					
NORGESTREL	OUI	OUI				OUI			OUI		OUI		OUI		
NORGESTRIENONE	OUI	OUI				OUI			OUI				OUI	OUI	

DENOMINATIONS COMMUNES – Pharmacopée Française ou dénominations communes internationales	ACTIONS INDESIRABLES au niveau:		SYST. RESPIRAT.	REINS	SURRENALES	PEAU	SYST. DIGESTIF	SYST. INTESTINAL	SYS. CARDIO-VASCULAIRE	GROSSESSE	CÉPHALÉES VERTIGES NAUSÉES	+ SANG	+ PSYCHISME	+ VISION	+ AUDITION
	FOIE	TENSION													
SUBSTANCE															
NORTRIPTYLINE	OUI	OUI				OUI	OUI	OUI	OUI		OUI	OUI	OUI	OUI	
OPIPRAMOL		OUI		OUI			OUI	OUI	OUI	OUI	OUI	OUI	OUI	OUI	
OXYPHENBUTAZONE	OUI			OUI		OUI	OUI	OUI	OUI	OUI		OUI	OUI	R.D.M.	
PARACETAMOL				OUI		OUI									
PENTAMIDINE		OUI					OUI				OUI				
PENTAZOCINE			OUI			OUI	OUI	OUI	OUI	OUI	OUI				
PENTOREX		OUI					OUI	OUI	OUI	OUI			OUI	R.D.M.	
PENTOXYFYLLINE		OUI					OUI	OUI	OUI		OUI				
PERHEXILINE	OUI			OUI			OUI	OUI	OUI	OUI	OUI	OUI	OUI	OUI	
PERPHENAZINE		OUI					OUI	OUI						OUI	
PHENACEMIDE	OUI			OUI		OUI				OUI		OUI	OUI		
PHENACETINE	OUI			OUI		OUI	OUI			OUI		OUI			
PHENAZOPYRIDINE				OUI											
PHENETURIDE	OUI					OUI	OUI	OUI			OUI	OUI	OUI	OUI	
PHENICARBAZIDE	OUI			OUI		OUI	OUI			OUI		OUI			
PHENINDIONE	OUI	OUI		OUI		OUI	OUI			OUI		OUI			
PHENOBARBITAL	OUI	OUI		OUI			OUI		OUI		OUI	OUI			
PHENOLPHTALEINE								OUI							
PHENOPERIDINE										OUI					
PHENTERMINE								OUI	OUI	OUI			OUI		
PHENYLBUTAZONE	OUI	OUI		OUI		OUI	OUI	OUI				OUI			

DENOMINATIONS COMMUNES – Pharmacopée Française ou dénominations communes internationales	ACTIONS INDESIRABLES au niveau:		SYST. RESPIRAT.	REINS	SURRENALES	PEAU	SYST. DIGESTIF	SYST. INTESTINAL	SYS. CARDIO-VASCULAIRE	GROSSESSE	CÉPHALÉES VERTIGES NAUSÉES	+ SANG	+ PSYCHISME	+ VISION	+ AUDITION
	FOIE	TENSION													
SUBSTANCE															
PHENYLTOLOXAMINE		OUI				OUI	OUI		OUI		OUI				
PIMOZIDE										OUI					
PINDOLOL	OUI						OUI	OUI			OUI				
PIPEBUZONE	OUI			OUI			OUI					OUI		R.D.M.	
PIRIDOXILATE	OUI					OUI	OUI	OUI					OUI		
POLYTHIAZIDE						OUI					OUI	OUI			
PREDNISOLONE					OUI	OUI	OUI	OUI				OUI	OUI		
PREDNISONE					OUI	OUI	OUI	OUI				OUI	OUI		
PRENYLAMINE						OUI	OUI		OUI					OUI	
PROCAINAMIDE		OUI				OUI	OUI	OUI	OUI			OUI	OUI		
PROCARBAZINE	OUI			OUI						OUI					
PROCYCLIDINE								OUI		OUI	OUI		OUI		
PROLINTANE		OUI							OUI				OUI		
PROPANIDIDE		OUI	OUI						OUI	OUI					
PROPANTHELINE	OUI					OUI	OUI	OUI	OUI					OUI	
PROPRANOLOL						OUI	OUI	OUI		OUI					
PROPYROMAZINE								OUI	OUI					OUI	
PROSCILLARIDINE							OUI			OUI					
PROXIFEZONE	OUI			OUI						OUI	OUI	OUI		R.D.M.	
PYRIMETHANINE						OUI	OUI	OUI		OUI		OUI			
QUINGESTANOL		OUI				OUI	OUI				OUI	OUI	OUI	R.D.M.	
SALAZOSULFAPYRIDINE						OUI	OUI					OUI			
SALICYLAMIDE				OUI			OUI	OUI		OUI		OUI			
SPIRONOLACTONE				OUI		OUI	OUI	OUI		OUI					

DENOMINATIONS COMMUNES – Pharmacopée Française ou dénominations communes internationales	ACTIONS INDESIRABLES au niveau:		SYST. RESPIRAT.	REINS	SURRENALES	PEAU	SYST. DIGESTIF	SYST. INTESTINAL	SYS. CARDIO-VASCULAIRE	GROSSESSE	CÉPHALÉES VERTIGES NAUSÉES	+ SANG	+ PSYCHISME	+ VISION	+ AUDITION
	FOIE	TENSION													
SUBSTANCE															
SULFADIMIDINE				OUI		OUI	OUI	OUI		OUI				R.D.M.	
SULFADOXINE				OUI		OUI	OUI	OUI		OUI					
SULFAGUANIDINE	OUI			OUI		OUI	OUI	OUI		OUI					
SULFAMERZINE	OUI			OUI		OUI	OUI	OUI		OUI					
SULFAMETHIZOL	OUI			OUI		OUI	OUI	OUI		OUI		OUI			
SULFASUCCINAMIDE	OUI			OUI		OUI	OUI	OUI		OUI		OUI			
SULFINPYRAZONE	OUI					OUI	OUI	OUI				OUI			
TERBUTALINE										OUI					
TETRACOSACTIDE							OUI	OUI		OUI					
THEODRENALINE							OUI								
THIAMPHENICOL												OUI			
THIOPROPERAZINE		OUI		OUI			OUI	OUI	OUI		OUI		OUI		
TIEMONIUM										OUI					
TOLBUTAMIDE	OUI			OUI		OUI	OUI	OUI		OUI		OUI			
TRANYLCYPROMINE	OUI	OUI					OUI	OUI			OUI		OUI		
TRIAMCINOLONE						OUI	OUI	OUI	OUI		OUI	OUI			
TRIAMTERENE										OUI					
TRIMEPRIMINE	OUI	OUI					OUI	OUI		OUI			OUI		
TRIMETAZIDINE							OUI	OUI							
TRIMETHADIONE	OUI			OUI		OUI				OUI		OUI		OUI	
VYNILBITAL	OUI			OUI											
VISNADINE							OUI								

MEDICAMENTS RETIRES DU MARCHE après 1983
MEDICAMENTS à base de:

DENOMINATIONS COMMUNES-Pharmacopée Française ou dénominations communes internationales
CHLORPROTHIXENE
CITIOLONE
DEHYDROEMETINE
DEMANOL ACEGLUMATE
DESAGLYBUZOLE
DESERPIDINE
DIBUSADOL
DINIPROFYLLINE
DIXYRAZINE
ETHYLESTRENOL
ETOBROXIZINE
FENOXEDIL
FENPRIPAMIDE
HYDROBENTIZIDE
IPROCLOZIDE
ISOCARBOXACIDE
ISOMAZIDE
METAMFEPRAMONE
METARAMINOL
METHAZOLAMIDE
OXYPERTINE
PARAMETHADIONE
PHENOBUTIODIL
PIPERAZINE
PIPOBROMAN
PREDNYLIDENE
PRIMAPERONE
PROPATYLNITRATE
SULFADIMETHOXINE
SULFAFURAZOL
SULFAMETHOXYDIAZEPINE
SULFAMETOPYRAZINE
SULFAMETOXYDIAZINE
SULFISOMIDINE
TRIMETAPHAN

CHAPITRE III

ÉTUDE DE SUBSTANCES CHIMIQUES ENTRANT DANS LA COMPOSITION DE SPÉCIALITÉS TRÈS SOUVENT PRESCRITES

DENOMINATIONS COMMUNES INTERNATIONALES ou PUBLIEES à LA PHARMACOPEE FRANCAISE.

ACEBUTOLOL
ACEPROMAZINE-ACEPROMETAZINE-CLORAZEPATE
ACIDE OXOLINIQUE
ACIDE VALPROIQUE
ALIMEMAZINE
AMFEPRAMONE
AMIODARONE
ANTIBIOTIQUES
ANTIDEPRESSEURS
AZAPROPAZONE DIHYDRATE
BACLOFENE
BISMUTH (Etudié pour la forme : n'est pas une substance de synthèse)
BROMOCRIPTINE
CARBAMAZEPINE
CARBIDOPA ET LEVODOPA
CHLORHYDRATE DE CYPROHEPTADINE
CHLORHYDRATE D'AMILORIDE
CHLORYDRATE D'OXPRENOLOL
CHLORYDRATE DE DOSULEPINE
CHLORPROMAZINE

CHLORPROPAMIDE
CLOFIBRIDE-CLOFIBRATE
CHOLESTYRAMINE
CYAMEMAZINE
DANTROLENE
DEXAMETHASONE
DIAZOXYDE
DIHYDRALAZINE
DISOPYRAMIDE
DOXEPINE
FUROSEMIDE
HYDROCHLOROTHIAZIDE
IBUPROFENE
IMIPRAMINE
INDOMETACINE
MESTRANOL
METFORMINE
NAPROXENE
NIFEDIPINE
NITROFURANTOINE
OXYPHENBUTAZONE
PERHEXILINE
PERPHENAZINE
PHENYLPROPANOLAMINE-PARACETAMOL- PHENACETINE
PHENFORMINE
PINDOLOL
POLYTHIAZIDE associé à la RESERPINE ou au GUANOXAN
PROPIZEPINE
PROPANOLOL
RESERPINE
SULFADIMETHOXINE
SULINDAC
TIMOLOL
TRIAMCINOLONE
TRIFLUOPERAZINE

ACEBUTOLOL

BÊTA-BLOQUANT.

Mêmes actions indésirables et observations que pour le PROPANOLOL.

ACEPROMAZINE et ACEPROMETAZINE — CLORAZEPATE

Prescrit pour insomnie et difficultés d'endormissement dues à un état anxieux.

Hypnotique.

ACTIONS INDESIRABLES

Dues au CLORAZEPATE :

Somnolence
Hypotonie musculaire
Eruptions cutanées.

Dues à l'ACEPROMETAZINE et à l'ACEPROMAZINE :

Troubles cardio-vasculaires : Hypotension orthostatique - Troubles de la repolarisation.
Accidents cutanés.
Troubles hépatiques : Ictère Leucopénie - Agranulocytose.
Troubles endocriniens et génitaux.
Dyskinésies diverses.
Troubles des mouvements involontaires, de la coordination, du tonus musculaire.

OBSERVATIONS

Médicament à éviter par les personnes âgées surtout celles souffrant d'insuffisance hépatique ou cardiaque.

ACIDE OXOLINIQUE

Prescrit pour les infections aigues ou récidivantes de l'appareil urinaire.

ACTIONS INDESIRABLES

Nausées-Vomissements-Maux d'estomac.
Vertiges — Insomnie —Surexcitation.
Visions colorées.
Eruptions cutanées.

OBSERVATION

Antibiotique urinaire fréquemment prescrit. Une seule spécialité est à base de l'acide oxolinique.

ACIDE VALPROIQUE

ANTI-EPILEPTIQUE

ACTIONS INDESIRABLES

Atteintes hépatiques d'évolution sévère pouvant parfois entrainer la mort.

Chute de cheveux
Prise de poids
Troubles menstruels
Asthénie
Anorexie
Abattement avec somnolence
Confusion mentale
Troubles digestifs
Tremblements

Anomalies congénitales observables chez les femmes ayant pris ce médicament durant les 3 premiers mois de la grossesse.

OBSERVATIONS

Le risque tératogène est multiplié par 2 ou 3 lorsque la mère est une épileptique traitée: le risque passant de 3% lorsque la mère reçoit I seul anti-épileptique, à 23% lorsqu'elle en reçoit 4.

Ce médicament provoque chez l'enfant des anomalies du système nerveux central, en particulier des spina bifida (malformation de la colonne vertébrale), et une hypoplaquettose maternelle responsable d'une thrombopénie néonatale.

ALIMEMAZINE

NEUROLEPTIQUE-SEDATIF

ACTIONS INDESIRABLES

Somnolence.
Constipation.
Secheresse de la bouche.
Accidents allergiques cutanés.
Hypotension.
Hypotonie musculaire.
Vertiges.
Lipothymies.
Tremblements.
Akinésie.

OBSERVATION

A la suite de traitement prolongé, en particulier dans les centres hospitaliers et les maisons de retraite, certains vieillards décèdent prématurément. La raison en est l'administration intempestive de ce neuroleptique qui permet au personnel de surveillance de jouir d'une certaine tranquilité durant la nuit et même le jour, car les personnes âgées traitées se retrouvent dans un état d'abrutissement complet. Nombre d'entre elles plus ou moins agitées à leur entrée dans ces centres se calment au point de devenir grabataires par suite d'hypotonie musculaire.

Chez certains malades ou non malades, les vertiges sont tels, qu'on les retrouve fréquemment à terre, au bas de leur lit, chute entrainant fracture du col du fémur ou décès.

DEUX spécialités contiennent ce produit en 1986.

AMFEPRAMONE

ANOREXIGENE

Possède les mêmes inconvénients que l'AMPHETAMINE.

Ce médicament prescrit pour provoquer un amaigrissement est très dangereux car il entraine en général une pharmacodépendance.

Il ne peut être administré de manière continue.

ACTIONS INDESIRABLES

Maux de tête.
Troubles du rythme cardiaque.
Insomnie.
Constipation.
Nausées et vomissements.
Crises de nerfs.
Allergies cutanées.
Troubles de la personnalité.

En cas d'épilepsie, favorise le déclenchement des crises.

OBSERVATION

De nombreuses femmes utilisant ce médicament pour perdre du poids se sont retrouvées en proie à des états dépressifs graves nécessitant leur entrée en centres psychiatriques.

En cas d'association avec un autre anorexigène, il se produit fréquemment des tentatives suicidaires.

QUATRE spécialités en France.

AMIODARONE

Prescrit pour les troubles du rythme cardiaque graves, et l'angine de poitrine.

ACTIONS INDESIRABLES

Hyperthyroidie ou hypothyroidie.
Asthénie.

Dépôt cornéen sous-pupillaire avec perception de halos colorés en lumière éblouissante réversibles 2 à 13 mois après l'arrêt du traitement.

Pneumopathies interstitielles diffuses d'hypersensibilité en cas de surdosage ou de traitement prolongé.

Parfois, photosensibilisation et pigmentation au bout de quelques mois.

TROIS spécialités en France.

ANTIDEPRESSEURS

Les effets secondaires et indésirables sont très nombreux.

En particulier ceux des antidépresseurs qui contiennent de la *NORTRIPTYLINE.*

Tous les antidépresseurs tricycliques tels que la *NORTRIPTYLINE* présentent les actions indésirables suivantes:

REACTIONS CARDIOVASCULAIRES

Hyper et hypotension —Troubles du rythme cardiaque-Infarctus du myocarde— Accident vasculaire cérébral.

REACTIONS PSYCHIATRIQUES

Confusion mentale – Hallucinations – Délire – Nervosité – Insomnie –Panique – Cauchemars – Perte du sens de l'orientation – Angoisse – Inversion de l'humeur – Risque suicidaire.

REACTIONS NEUROLOGIQUES

Tremblements – Ataxie – Bourdonnements d'oreille – Engourdissement et (ou) picotement des extrémités. Crises d'épilepsie.

REACTIONS ALLERGIQUES

Urticaire – Démangeaisons – Oedème de la face et de la langue ou oedème généralisé. Fièvre médicamenteuse.

REACTIONS HEMATOLOGIQUES

Thrombocytopénie – Agranulocytose – Eosinophilie – Purpura.

REACTIONS GASTRO-INTESTINALES

Nausées – Vomissements – Anorexie – Diarrhée – Stomatite – Crampes abdominales – Douleurs épigastriques.

REACTIONS ENDOCRINIENNES

Impuissance – Gonflement testiculaire – Augmentation de la poitrine et galactorhée – Elévation ou baisse de la glycémie.

AUTRES REACTIONS

Ictère – Perte ou prise de poids – Somnolence – Vertiges – Fatigue – Lassitude générale – Maux de tête – Perte des cheveux – Vision troublée – Constipation – Rétention d'urine – Troubles de la miction.

En cas de privation: Nausées – Maux de tête et malaise général.

OBSERVATION

Le mécanisme d'action des antidépresseurs tricycliques est inconnu.

Comment est -il possible que les médicaments à base de NORTRIPTYLINE présentant tant d'actions indésirables soient encore sur le marché?

TROIS spécialités sévissaient encore en 1983
il n'en reste qu'une seule en 1986.

AZAPROPAZONE DIHYDRATE

Anti-inflammatoire.

ACTIONS INDESIRABLES

Vertiges
Maux d'estomac
Nausées
Vomissements
Diarrhées
Maux de tête
Oedème
Réactions allergiques

OBSERVATION

A ne pas utiliser en cas d'antécédents digestifs graves et d'ulcères gastro-duodénaux.

Est retiré du marché. N'existe plus en 1986.

BACLOFENE

ANTISPASMODIQUE.

ACTIONS INDESIRABLES

Hypotonie musculaire
Vertiges
Troubles psychiques (Hallucinations)
Confusion mentale
Etat dépressif

OBSERVATIONS

Ce produit doit être administré à une posologie adaptée à chaque cas particulier. Or il est pratiquement impossible de mettre au point une posologie efficace surtout chez les personnes âgées. De là: De très nombreux cas de confusion mentale, en particulier.

Administré durant une longue période, ce médicament peut provoquer des accidents rénaux ou gastro-duodénaux.

En 1983, I seule spécialité contenait ce produit.

En 1986: Est toujours sur le marché.

BISMUTH

Métal – N'est pas un produit de synthèse.

Le Bismuth constitue un exemple significatif de l'utilisation inconsidérée durant plus de 30 ans d'un produit extrêmement dangereux.

Sous forme de sous-nitrate, il entrait dans la composition d'un très grand nombre de spécialités.

Il était prescrit pour soigner les ulcères gastro-duodénaux, les oesophagites, gastrites, dyspepsies, colopathies, colites, diverticuloses.

ACTIONS INDESIRABLES

Mineures:

Asthénie
Maux de tête
Troubles du sommeil
Perte de l'équilibre
Défaut de concentration intellectuelle
Tremblements

Très graves:

Encéphalopathies myocloniques, c'est à dire:

Troubles psychiques pouvant aboutir à un coma.
Plusieurs cas mortels se sont produits.

Les sels de Bismuth sont INSOLUBLES:

De ce fait, on peut s'étonner à juste titre qu'aucun laboratoire ne se soit jamais posé la question de savoir où se fixaient ces derniers du fait de leur non-élimination par l'organisme.

Après 30 années au cours desquelles plusieurs accidents mortels se sont produits, accidents signalés dans la mise en garde précitée et la preuve apportée que l'utilisation du sous-nitrate de BISMUTH durant une longue période induit des troubles psychiques, le Ministère de la santé, par un arrêté en date du 28 Mars 1977 décide que les spécialités pharmaceutiques ct les préparations magistrales destinées à la voie orale renfermant des sels insolubles de BISMUTH ne peuvent être prescrites pour une période supérieure à 15 jours.

Or un arrêté avait déjà été pris le II Février 1975, portant inscription à la section II du tableau A des substances vénéneuses du BISMUTH et de ses composés minéraux ou organiques destinés à être administrés par la voie orale.

Il y a donc tout lieu de penser qu'entre le II Février 1975 et le 28 MARS 1977, de nombreux autres accidents étaient survenus et que certains médecins n'avaient guère tenu compte de l'arrêté du II Février 1975, continuant à prescrire du sous-nitrate de BISMUTH.

Egalement que certains pharmaciens continuaient à vendre des spécialités à base de sous-nitrate de BISMUTH sans respecter l'arrêté.

Finalement, en 1978, le Ministère de la Santé se trouve dans l'obligation de publier des RECOMMANDATIONS quant à l'administration de

BISMUTH aux enfants, suivant le texte ci-après:

«Recommandations du Ministère de la Santé pour la prescription des spécialités pharmaceutiques contenant du SOUS-NITRATE DE BISMUTH (léger ou lourd) destiné à la voie orale.

Les recommandations concernant l'âge limite d'utilisation chez l'ENFANT sont modifiées.

DÉSORMAIS, LA PRESCRIPTION DU SOUS-NITRATE DE BISMUTH PAR VOIE ORALE EST CONTRE-INDIQUÉE CHEZ LES ENFANTS DE MOINS DE 7 ANS.

POSOLOGIE DE 7 A 15 ANS: 0,20 g/kg/jour».

Ces recommandations furent faites pour deux raisons:

1.°) Certains laboratoires avaient omis de mentionner les restrictions nécessaires quant à l'administration aux enfants.

2.°) De nombreux accidents avaient été signalés chez des enfants de moins de 10 ans.

Malgrè tous ces arrêtés et recommandations, une trentaine de spécialités comportant des sels de BISMUTH figurent encore dans la Dictionnaire VIDAL en 1978!

ARRÊTÉ DU 28 MARS 1977 FIXANT LA RÉGLEMENTATION APPLICABLE AUX MEDICAMENTS RENFERMANT DES SELS DE BISMUTH (J.O. 21-4-77 p. 2 317).

Le ministre de la Santé,

Vu le code de la santé publique, et notamment les articles L. 626 et R. 5189;

Vu l'arrêté du 11 février 1975 portant inscription à la section II du tableau A *des substances vénéneuses du bismuth et de ses composés minéraux ou organiques destinés á être administrés par voie orale;*

Considérant les dangers que l'usage abusif de certains médicaments renfermant des sels de bismuth est susceptible de comporter;

Considérant que pour prévenir ces abus il est nécessaire d'instituer un contrôle de la prescription et de la délivrance de ces médicaments, sans pour autant les soumettre à la totalité des règlements concernant les préparations figurant au tableau B des substances vénéneuses,

Arrête:

Art. 1er.—Les spécialités pharmaceutiques et les préparations magistrales destinées à la voie orale renfermant *des sels insolubles de bismuth ne peuvent être prescrites pour une période supérieure à quinze jours.*

Les ordonnances qui portent de telles prescriptions ne sont pas renouvelables.

Art. 2.—L'auteur de l'ordonnance est tenu de la dater, de la signer, de mentionner lisiblement son nom et son adresse, le nom et l'adresse du bénéficiaire, le mode d'emploi et la posologie du médicament.

Art. 3.—Après exécution, l'ordonnance doit être revêtue du timbre de l'officine, du numéro sous lequel la prescription a été enregistrée à l'ordonnancier et de la date de la délivrance.

Le pharmacien doit mentionner à l'ordonnancier le nom et l'adresse du malade.

Les ordonnances sont conservées pendant trois ans par le pharmacien; elles sont classées mensuellement pour être présentées à toute réquisition de l'autorité compétente. Copie des ordonnances est remise au client avec les mentions figurant au premier alinéa du présent article.

Art. 4.—Le chef du service central de la pharmacie et des médicaments est chargé de l'exécution du présent arrêté, qui sera publié au Journal officiel de la République française.

Fait à Paris, le 28 mars 1977.

Pour le ministre et par délégation:
Le chef du service central de la pharmacie
et des médicaments
HENRI NARGEOLEY

BROMOCRIPTINE

Agoniste dopaminergique utilisé pour traiter la maladie de Parkinson, la stérilité hypothalamo-hypophysaire, l'impuissance, les troubles sévères du cycle mentruel.

ACTIONS INDESIRABLES

Troubles digestifs
Hypotension orthostatique
Troubles psychiques: Hallucinations, confusion, délire, état d'excitation.

Constipation
Sécheresse de la bouche.
Oedème des membres inférieurs
Pneumopathies d'hypersensibilité.

surtout chez les malades Parkinsoniens au cours de traitement de longue durée.

OBSERVATIONS

I seule spécialité sur le marché en 1986.

CARBAMAZEPINE

ANTALGIQUE: C'est à dire: Combat la douleur soit au niveau de l'organe douloureux, soit au niveau du système nerveux central.

ACTIONS INDESIRABLES

Mineures

Nausées
Vertiges
Somnolence

Graves

Agranulocytose (Disparition des polynucléaires neutrophiles) entrainant la mort.
Anémie aplastique (Absence de regénération des globules rouges, des globules blancs et plaquettes).
Dermatites
Ictère par rétention.
Pneumopathies d'hypersensibilité.

OBSERVATIONS

Peut-on raisonnablement envisager la prescription d'un tel antalgique quand on connait le risque d'agranulocytose ou d'anémie aplastique?
En 1986: Une spécialité contient ce produit.
A PROHIBER.

CARBIDOPA ET LEVODOPA

Prescrit dans le traitement de la maladie de PARKINSON.

ACTIONS INDESIRABLES

GASTRO-INTESTINALES: Constipation – Diarrhée– Flatulence – Hoquet – Douleur épigastrique et (ou) abdominale.

NEUROLOGIQUES: Maux de tête – Perte de connaissance – Sensations de faiblesse – Engourdissement – Grincements de dents – Manque de coordination des mouvements volontaires – Constriction des machoires.

DERMATOLOGIQUES: Chute de cheveux – Oedème – Rash cutané – Transpiration excessive et malodorante.

RESPIRATOIRES: Rythme respiratoire tout à fait anormal.

PSYCHIATRIQUES: Etat confusionnel – Léthargie – Sensation d'extrême fatigue – Insomnies – Cauchemars – Délire – Hallucinations – Etat euphorique non motivé – Agitation non motivée – Etat d'anxiété.

SENSORIELLES: Diplopie – Brouillard visuel.

AUTRES: Incontinence ou rétention d'urine – Bouffées de chaleur – Perte ou gain de poids suivant l'individu.

OBSERVATIONS

Les effets de ces produits lors de la grossesse ne sont pas connus. Toutefois des expériences réalisées sur des lapins ont démontré qu'ils étaient responsables de malformations viscérales et squelettiques.

La Lévodopa a la capacité d'activer un mélanone.

3 spécialités contiennent la LEVODOPA.
1 spécialité contient la CARBIDOPA.

CHLORHYDRATE DE CYPROHEPTADINE

Prescrit comme stimulateur de l'appétit, particulièrement aux enfants.

ACTIONS INDESIRABLES

Mineures

Somnolence
Calme trop l'activité nerveuse.

Majeures

Maux de tête
Nausées
Etourdissements
Eruptions cutanées et oedème
Agitation chez certains individus
Etat confusionnel
Hallucinations
Troubles de la coordination
Tremblements
Insomnie
Diarrhée
Vomisements
Brouillard visuel
Thrombocytopénie (Diminution du nombre des plaquettes).

OBSERVATIONS

La stimulation de l'appétit à ce prix?
C'est aberrant.
Une spécialité contient ce produit.

CHLORHYDRATE D'AMILORIDE

Prescrit comme DIURETIQUE (Epure le sang des toxines qu'il contient: urée, chlorures, etc... etc... et augmente le volume des urines).

Prescrit comme HYPOTENSEUR (provoque une baisse de la tension artérielle).

ACTIONS INDESIRABLES

Troubles gastro-intestinaux – Constipation – Diarrhée – Douleurs abdominales – Vomissements – Nausées – Perte de l'appétit.

Vertiges
Faiblesse
Sécheresse de la bouche
Crampes musculaires
Hypotension
Rash cutané
Etat confusionnel

Troubles visuels
Thrombocytopénie
Leucopénie (Diminution du nombre de globules blancs)
Agranulocytose
Anémie aplastique
Purpura
Troubles respiratoires
Ictère
Pancréatite
Hyperglycémie
Hyperuricémie (Excès d'acide urique)
Glycosurie (Excès de sucre dans les urines)

OBSERVATIONS

Médicament à prohiber en cas d'antécédents d'allergie ou d'asthme.
A prohiber en cas de grossesse.
Trois spécialités contiennent ce produit très utilisé.

CHLORHYDRATE D'OXPRENOLOL

ANTIHYPERTENSEUR

ACTIONS INDESIRABLES

Vertiges
Troubles gastro-intestinaux
Réactions cutanées
Diarrhée
Insomnies
Maux de tête
Nausées
Lassitude
Insuffisance cardiaque
Bronchospasmes

OBSERVATIONS

A prohiber en cas d'ulcère gastro-duodénal déjà guéri. Il se produit une réactivation.

TROIS spécialités en 1986 du même laboratoire.

CHLORHYDRATE DE DOSULEPINE

ANTIDEPRESSEUR

ACTIONS INDESIRABLES

Mineures

Constipation
Tachycardie
Hypotension
Tremblements
Sécheresse de la bouche
Hypersudation
Rétention urinaire

Graves

Risque suicidaire.

OBSERVATIONS

A prohiber.
Une seule spécialité contient ce produit.

CHLORPROMAZINE

VAGOLYTIQUE – SYMPATHOLYTIQUE – SEDATIF.

ACTIONS INDESIRABLES

Mineures

Hypotension
Constipation
Troubles digestifs divers
Tachycardie
Somnolence
Accidents cutanés
Obésité
Aménorrhée

Graves

Ictère
Leucopénie
Agranulocytose
Pneumopathies d'hypersensibilité

OBSERVATIONS

A prohiber
Fréquents cas d'ictères
Entre dans la composition de 2 spécialités. Issues toutes deux du même laboratoire.

CHLORPROPAMIDE

Sulfamide hypoglycémiant prescrit pour lutter contre le diabète non-insulino-dépendant.

ACTIONS INDESIRABLES

Réactions hypoglycémiques en cas de dosage mal établi.
Réactions cutanéo-muqueuses (Eruptions, dermatite exfoliatrice, érythème multiforme.

Ictère cholostatique
Leucopénie
Thrombopénie
Agranulocytose
Anémie aplasique
Troubles digestifs
Asthénie
Oedème
Pneumopathies d'hypersensibilité.

OBSERVATIONS

Deux spécialités issues du même laboratoire, dont une en association avec de la METFORMINE. Ce qui ajoute à la nocivité du produit.

CLOFIBRIDE-CLOFIBRATE

Prescrit dans certains traitements pour faire baisser le taux de CHOLESTEROL.

ACTIONS INDESIRABLES

Diarrhée
Nausées
Dyspepsie
Douleurs musculaires
Asthénie
Prise de poids
Thrombophlébite et Thrombo-embolie pulmonaire
Splénomégalie (Augmentation du volume de *la rate*)
Lithiase biliaire
Neutropénie

OBSERVATIONS

Contre-indiqué en cas de GROSSESSE.

Le CLOFIBRATE, hypocholestérolémiant mondialement utilisé, pourrait, d'après une étude de l'ORGANISATION MONDIALE DE LA SANTE, être toxique à long terme.

Cette conclusion est tirée d'une étude sur la prévention de la pathologie cardiaque ischémique par le clofibrate.

Bien que ce produit soit retiré du marché en Allemagne et en Angleterre, ou déconseillé dans d'autres pays, aux U.S.A, la F.D.A. qui n'en a que restreint les indications envisage une limitation plus étendue de son emploi.

Dans son rapport (LANCET 2: 379-1980) l'O.M.S. qui a suivi des hommes pendant une durée moyenne de 9,6 années, soit 5,3 ans de traitement et 4,3 ans de surveillance après, affirme que les malades traités ont eu une mortalité de 25% supérieure au groupe-contrôle, dont les taux de cholestérol étaient comparables.

En cours de traitement, le groupe traité a eu une surmortalité de 36% pour des causes très diverses mais en particulier par infarctus, attaques cérébrales, cancer et autres maladies graves.

Salon le Docteur KUO, "bien souvent les médecins ne vérifient même pas l'efficacité du CLOFIBRATE."

C'est particulièrement grave à la lumière du fait mis en évidence par l'étude de l'O.M.S. que la surmortalité était plus importante chez les malades non améliorés par la thérapeutique.

En FRANCE, 5 spécialités contiennent du CLOFIBRATE
1 spécialité du CLOFIBRIDE.

IMPORTANT

En Décembre 1985, nous avons vu à la télévision, au cours d'une émission à propos du cholestérol, un professeur dont il vaut mieux taire le nom faire l'apologie du CLOFIBRATE à administrer dans les cas d'hypercholestérolémie juvénile. Ce "professeur", très pontifiant, a fait également l'éloge de la CHOLESTYRAMINE aux effets indésirables et secondaires pernicieux. (Voir CHOLESTYRAMINE). Ainsi des millions de téléspectateurs peuvent, de bonne foi se laisser convaincre par des propos absurdes et mensongers tenus par un individu totalement inconscient (ou conscient...) des actions néfastes de ces substances.

CHOLESTYRAMINE

Prescrit pour l'hypercholestérolémie.

ACTIONS INDESIRABLES

Constipation, sutout chez les personnes âgées.
Occlusions intestinales
Neutralise l'activité de tous les autres médicaments s'ils sont absorbés conjointement.

OBSERVATIONS

L'innocuité à long terme de ce produit n'a jamais été démontrée.
Les effets à long terme n'ont pu être appréciés par des essais contrôlés.
En ce cas, comment un tel produit peut-il être mis sur le marché et prescrit à des patients?
Une seule spécialité contient cette substance.

CYAMEMAZINE

Utilisé comme SEDATIF – ANXYOLYTIQUE.

ACTIONS INDESIRABLES

Somnolence
Hypotension

Vertige
Asthénie
Obésité
Etat confusionnel
Troubles digestifs

OBSERVATIONS

Entre dans la composition d'une spécialité.

DANTROLENE

MYORELAXANT agissant sur la contraction des fibres musculaires striées. Souvent prescrit en cas d'hémiplégie, paraplégie, sclérose en plaques.

ACTIONS INDESIRABLES

Troubles hépatiques pouvant aller jusqu'à une *hépatite cytolytique* entrainant la mort. Plusieurs cas mortels ont été rapportés.

Six cas d'hépatite ictérique ont été signalés, en France, entre 1978 et Mars 1981, par les centres de pharmacovigilance et le fabricant du médicament.

Vertiges
Asthénie
Troubles confusionnels
Troubles digestifs (Nusées, gastralgie, diarrhée)
Relâchement du sphincter urinaire
Eruption cutanée
Pneumopathies d'hypersensibilité.

OBSERVATIONS

Médicament dangereux. Plusieurs cas mortels rapportés mais combien ne l'ont pas été?

A éviter.

UNE spécialité en 1986.

DEXAMETHASONE

ANTI-INFLAMMATOIRE
GLUCOCORTICOIDE DE SYNTHESE

ACTIONS INDESIRABLES

L'une des plus fréquentes est l'irritation de la muqueuse gastro-duodénale avec risques d'ulcère, d'hémorragies et de perforation.

Ensuite:

Hypertension artérielle
Déperdition potassique
Insuffisance cardiaque congestive
Rétention sodée
Rétention hydrique
Faiblesse musculaire
Myopathie
Ostéoporose
Nécrose des têtes fémorales et humérales
Pancréatite
Ballonnement intestinal
Oesophagite ulcéreuse
Convulsions
Vertige
Maux de tête
Fragilisation de la peau
Erythème facial
Troubles du cycle menstruel
Arrêt de croissance chez l'enfant
Cataracte
Glaucome
Diminution du nombre des spermatozoides
Troubles psychiques
Insomnie
Troubles de la personnalité
Etat dépressif grave
Infections oculaires.

OBSERVATIONS

TRENTE spécialités contenaient la Déxaméthasone en 1983.

VINGT SIX demeurent sur le marché en 1986. Les actions indésirables sont tellement nombreuses que tout commentaire semble superflu.

DIAZOXYDE

Hyperglycémiant
Anti-Diurétique
Anti-Hypertenseur

ACTIONS INDESIRABLES

Troubles digestifs
Nausées
Vomissements
Diminution des immuno-globulines: d'où diminution de la résistance de l'organisme en cas d'infections diverses.
Neutropénie: diminution du nombre des polynucléaires neutrophiles.
Eosinophilie
Hyperuricémie
Hypokaliémie
Hirsutisme

OBSERVATIONS

J'ai eu à connaitre d'un cas d'hirsutisme en 1979 chez une femme de 34 ans.

En aucun cas, il n'y eut réversibilité à l'arrêt du traitement, même après 6 mois.

DEUX spécialités en 1986.

DIHYDRALAZINE

HYPOTENSEUR

ACTIONS INDESIRABLES

Maux de tête
Nausées-Vomissements
Hypotension orthostatique
Vertiges

Tachycardie
Rétention hydrosaline
Crises d'angor
Pneumopathies aigues granulomateuses ou chroniques fibrosantes.

OBSERVATIONS

Les mêmes que pour le PROPANOLOL - TROIS spécialités en 1986.

DISOPYRAMIDE

Prescrit pour troubles du rythme cardiaque.

ACTIONS INDESIRABLES

Rétention d'urine
Difficulté à uriner
Troubles oculaires: Diplopie – troubles de l'accomodation
Troubles digestifs.

OBSERVATIONS

I seule spécialité contient ce produit.

Peu dangereux, est susceptible de le devenir chez les malades présentant un glaucome, un adénome prostatique ou chez les insuffisants cardiaques.

DOXEPINE

Prescrit comme anti-dépresseur-anxiolytique.

ACTIONS INDESIRABLES

Somnolence
Troubles visuels
Rétention urinaire

Constipation
Réactions allergiques
Inversion de l'humeur
Délire
Tachycardie
Hypotension
Prise de poids importante
PEUT CONDUIRE CERTAINS INDIVIDUS AU SUICIDE.
A ne pas prescrire à la femme enceinte ou en période d'allaitement.

OBSERVATIONS

2 spécialités contiennent ce produit.

On comprend mal qu'un anti-dépresseur puisse conduire certains individus au suicide.

FUROSEMIDE

Diurétique très souvent prescrit.

ACTIONS INDESIRABLES

Uricémie
Goutte
Elévation de la glycémie
Déshydratation
Hyperazotémie
Hypokaliémie
Alcalose
Leucopénie
Réactions cutanées
Douleurs lombaires

OBSERVATIONS

Entre dans la composition de 4 spécialités.

Dans l'une des spécialités où existe une association avec de la Réserpine, il y a lieu de mentionner d'autres actions indésirables supplémentaires: Dépression – Impuissance – Troubles gastro-intestinaux – Anorexie – Fatigue générale.

HYDROCHLOROTHIAZIDE

Prescrit comme hypotenseur.

ACTIONS INDESIRABLES

Troubles digestifs: Anorexie – Nausée – Vomissements – Constipation – Diarrhée – Crampes abdominales – Ictère – Pancréatite.

Leucopénie
Agranulocytose
Anémie aplastique
Hypotension
Maux de tête
Urticaire
Purpura
Troubles respiratoires
Hyperglycémie
Hyperuricémie
Faiblesse et spasmes musculaires
Troubles visuels
Hypokaliémie
Vertiges
Nausées

OBSERVATIONS

L'emploi prolongé de cet hypotenseur provoque de fréquents cas d'asthénie.
Entre dans la composition de 5 spécialités, en 1983.
SEPT spécialités en 1986.

IBUPROFENE

ANTI-INFLAMMATOIRE ANTALGIQUE

ACTIONS INDESIRABLES

Maux de tête
VERTIGES

Troubles digestifs: nausées, vomissements, constipation, diarrhées, douleurs épigastriques, dyspepsie.
Troubles de la vue
Pneumopathie d'hypersensibilité.

OBSERVATIONS

L'usage prolongé de ce médicament peut provoquer un ulcère d'estomac ou du duodénum et (ou) des troubles rénaux.

DEUX spécialités en 1986.

IMIPRAMINE

ANTIDEPRESSEUR.

ACTIONS INDESIRABLES

Insomnie
Tremblements
Troubles de l'accomodation
Tachycardie
Bouffées de chaleur
Constipation
Hypotension
Rétention d'urine
Inversion de l'humeur
Délire
Risque suicidaire
Prise de poids parfois très importante
Pneumopathies d'hypersensibilité.

OBSERVATIONS

Le sort du médicament n'a pas été précisé.

En d'autres termes, on ne connait pas l'impact d'action de la substance chimique, ni la résorption intestinale ou urinaire, ni l'élimination. Il s'agit là d'une grave lacune car le patient ne possède aucune certitude quant à l'élimination effective du produit.

Mis sur le marché en 1959, ce médicament sévit donc depuis 27 ans.

A éviter.

INDOMETACINE

Très souvent utilisé comme ANTI-INFLAMMATOIRE.

Très puissant anti-inflammatoire non stéroidien, doué de propriétés antalgiques et antipyrétiques importantes.

Son mode d'action comme celui de tous les autres anti-inflammatoires n'est pas connu.

ACTIONS INDESIRABLES

Maux de tête
Sensation de tête vide
Etourdissements
Confusion mentale
Coma
Convulsions
Dépersonnalisation
Nausées
Vomissements
Diarrhée
Douleurs abdominales
Ulcération de l'oesophage
Ulcération de l'estomac, du duodénum, de l'intestin grêle.
Perforations et hémorragies à ce niveau
Stomatites
Hémorragies sigmoidiennes
Gastrites
Colites ulcéreuses
Ictère
Hépatite ayant provoqué la mort.
Oedèmes
Prurit
Urticaire
Eruptions cutanées
Chute de cheveux
Oedème de Quincke
Chute de la pression artérielle
Hématurie
Troubles visuels.

OBSERVATIONS

A proscrire
QUATRE spécialités contenaient ce produit en 1983.
DEUX seules subsistent en 1986.
Une de ces spécialités est particulièrement redoutable car association d'Indométacine-Déxaméthasone.

MESTRANOL

Prescrit pour mettre les ovaires au repos.

ACTIONS INDESIRABLES

Modification du poids.
Troubles gastro-intestinaux.
Migraines
Etats dépressifs
Tension mammaire
Adénome hépatique
Hypertension artérielle
Accidents cardio-vasculaires et thrombo-emboliques
Ictère
Acné
Hypertrichose
Candidoses vaginales
Lithiase biliaire (Double le risque)
Trouble visuels.

OBSERVATIONS

Le Mestranol figurait dans 8 spécialités avant 1983. Une seule spécialité figurait encore en 1983. Toutes les autres ont peu à peu été retirées du marché. Mais quels ravages a causé ce produit durant de très nombreuses années chez les utilisatrices: En particulier des accidents thrombo-emboliques et cardio-vasculaires.

Une spécialité a base de Mestranol est encore sur le marché en 1986.

METFORMINE

Prescrit comme antidiabétique de la classe des BIGUANIDES.

ACTIONS INDESIRABLES

L'accident le plus grave provoqué par ce genre de médicaments est *l'ACIDOSE LACTIQUE.*

C'est un véritable drame métabolique, souvent mortel.

L'apparition de crampes musculaires, de douleurs abdominales et d'une profonde asthénie doit faire suspecter, chez un patient traité par la metformine, l'acidose lactique et il y a lieu de procéder à un transport hospitalier d'urgence.

Le nombre de cas d'acidose lactique ne peut être évalué de façon précise mais l'on peut affirmer qu'il est considérable.

Les autres actions indésirables sont:

Troubles gastro-intestinaux.

Réduction de l'absorption de la vitamine B 12.

OBSERVATIONS

Cinq spécialités Françaises contiennent de la METFORMINE.

La METFORMINE est un BIGUANIDE. Le danger représenté par ce produit est tellement grand qu'aucun biguanide n'existe sur le marché Américain et dans de très nombreux pays.

Un autre médicament, l'Insoral (Phenformine) de la classe des biguanides a été retiré du marché Français le 31 mai 1978.

Commercialisé en 1964, il aura donc sévi durant 14 ans.

On peut se poser la question de savoir pourquoi de 2 médicaments de la même classe l'un est retiré du marché et l'autre autorisé: Le Danger demeurant identique. (Voir Phenformine).

NAPROXENE

ANTI-INFLAMMATOIRE-ANTALGIQUE.

ACTIONS INDESIRABLES

Troubles gastro-intestinaux: Nausées, vomissements, ballonnement abdominal, ulcérations digestives et saignements gatro-intestinaux.

Maux de tête
Vertiges
Troubles de l'audition
Ictères
Granulocytopénies
Thrombocytopénies
Anémies aplasiques et hémolytiques
Troubles rénaux
Pneumopathies d'hypersensibilité.
Réduction des défenses naturelles en cas d'infections.

OBSERVATIONS

Ce médicament doit être utilisé avec prudence et durant une courte durée.

En cas de grossesse, influe sur le système cardio-vasculaire foetal.

DEUX spécialités en 1986.

NIFEDIPINE

Traitement préventif des crises d'angine de poitrine.

ACTIONS INDESIRABLES

Maux de tête
Hypotension
Oedème des jambes
Nausées
Bouffées de chaleur
Douleur de la région épigastrique
Crises angineuses
Asthénie

Formellement contre-indiqué en cas de grossesse car tératogène. (Production de monstres ou de monstruosités).

Pneumopathies aigues granulomateuses ou chroniques fibrosantes, en cas d'usage prolongué.

OBSERVATIONS

Médicament dangereux en cas d'usage prolongé ou de surdosage.

Il semble préférable pour lutter contre l'angine de poitrine d'utiliser des médicaments à base de trinitrine.

UNE spécialité en 1986.

NITROFURANTOINE

Prescrit pour les infections urinaires.

ACTIONS INDESIRABLES

Troubles digestifs divers
Eruptions cutanées
Pneumopathies
Anémie hémolytique
Hépatites

Névrite périphérique si insuffisance rénale ou diabète, en cas de traitement prolongé.

OBSERVATIONS

Le test d'AMES, méthode américaine de tests met en évidence que 4 substances contenues dans des médicaments constituent des agents génotoxiques, c'est à dire, susceptibles de détériorer le matériel génétique des individus.

La NITROFURANTOINE fait partie de ces substances. Elle constitue donc un agent promoteur de la cancérisation.

Or, TROIS spécialités se trouvent sur le marché Français en 1986.

OXYPHENBUTAZONE

ANTI-INFLAMMATOIRE
ANALGESIQUE
ANTI-AGREGANT PLAQUETTAIRE

ACTIONS INDESIRABLES

Troubles digestifs: nausées, hémorragie digestive – *risque de perforation d'ulcère gastro-duodénal.*

Insuffisance hépatique ou rénale
Rétention hydrosodée
Leucopénie
Agranulocytose
Anémie aplastique
Thrombopénie
Troubles nerveux: très divers
Réaction cutanée allergique: erythème, dermatite exfoliatrice, ectodermose... etc...
Troubles rénaux en cas d'utilisation prolongée.
Pneumopathies d'hypersensibilité.

OBSERVATIONS

Les comprimés ont été mis sur le marché en 1961 – Les suppositoires, en 1965.

Ne figure plus sur le Vidal en 1986.

Aurait donc sévi durant plus de 25 ans.

PERHEXILINE

Prescrit dans le traitement de fond des angors chroniques lorsque les autres traitements ont échoué.

ACTIONS INDESIRABLES

Maux de tête
Nausées
Vomissements
Anorexie et amaigrissement
Augmentation des lipides totaux et des triglycérides
Hypoglycémie modérée
Troubles nerveux: Insomnie – tremblements – Fatigue générale.
Troubles génito-urinaires
Impuissance

Hyper-sudation
Urticaire
Bouffées de chaleur

Ces actions indésirables peuvent disparaitre après 2 à 4 semaines d'arrêt du traitement.

En cas de traitement prolongé (Plusieurs mois ou années), certaines actions indésirables sont beaucoup plus sévères:

Polyradiculonévrites sensitivo-motrices pouvant toucher les 4 membres avec oedème papillaire (Faiblesse des jambes avec dificulté à la marche –Hypertension intra-cranienne (oedème papillaire – Diminution de l'acuité visuelle pouvant aller jusqu'à l'atrophie optique et la cécité.

Hypoglycémies graves.

Hépatites subaigues avec évolution vers la cirrhose.

PNEUMOPATHIES D'hypersensibilité.

Perte de poids très importante.

L'atteinte hépatique et l'hypoglycémie ont entrainé parfois la mort du patient.

OBSERVATIONS

Les actions indésirables sont telles qu'il semble préférable de ne pas utiliser ce médicament. UNE spécialité en 1986.

PERPHENAZINE

Prescrit comme tranquilisant.

ACTIONS INDESIRABLES

Somnolence
Prise de poids
Aménorrhée (Arrêt des règles)
Hypotension
Constipation
Troubles visuels
Rétention d'urine.

Agranulocytose (Angine ulcéro-nécrotique-Syndrome infectieux-Diminution très importante des polynucléaires neutrophiles) entrainant la mort. Assez rare mais possible.

OBSERVATIONS

Ce tranquilisant ne doit pas être prescrit à la femme enceinte car le métabolisme de la molécule n'est pas connu.
3 spécialités contiennent la PERPHENAZINE.

ASSOCIATION DE PHENYLPROPANOLAMINE-PARACETAMOL-PHENACETINE

Très souvent prescrit pour le traitement des Rhinites, Rhinopharyngites, Laryngo-trachéites, sinusites... etc...

ACTIONS INDESIRABLES

Vertiges
Somnolence
Manque de concentration
Troubles digestifs (Nausées, troubles du transit)
Modifications tensionnelles
Tachycardie
Palpitations
Dysurie avec parfois rétention d'urine chez les personnes âgées.
Réactions allergiques chez certains sujets.

OBSERVATIONS

Action néfaste sur les reins en cas d'usage prolongé.
QUARANTE ET UNE spécialités avant 1983. NEUF en 1983. SIX en 1986 à base de PHENACETINE. QUARANTE spécialités en 1986 à base de PARACETAMOL.

PHENFORMINE

Un exemple entre tant d'autres: Cette spécialité était commercialisée depuis 1964.

LA PHENFORMINE RETIRÉE DU MARCHÉ

Combien de malades en ont été les victimes durant 13 ans?

Par décision du Ministre de la Santé et de la Sécurité sociale, la phenformine, médicament, médicament antidiabétique, a été retirée du marché le 31 mai 1978.

«Cette décision fait suite à une proposition de la Commission technique de Pharmacovigilance; elle a été prise en accord avec le laboratoire Roger Bellon, fabricant de *l'Insoral*, seul produit à base de phenformine commercialisé en France.

Cet *antidiabétique* de la classe chimique des biguanides est susceptible de favoriser, dans certaines circonstances, des troubles métaboliques graves, difficiles à prévoir et à contrôler.

Les travaux qui ont été menés par la Commission technique de Pharmacovigilance, en collaboration avec le fabricant, on fait apparaître que les contraintes de précautions d'emploi et de contre-indications propres à cette classe thérapeutique n'étaient pas de nature à éviter les effets indésirables observés et à assurer de façon suffisante la sécurité de prescription que sont en droit d'attendre le malade et le praticien.

La Commission technique de Pharmacovigilance a donc conclu que les risques encourus étaient trop grands pour permettre le maintien de la phenformine sur le marché, d'autant plus que d'autres substances d'indication thérapeutique identique (sulfamides hypoglycémiants et un autre biguanide, la metformine) demeurent disponibles. Ces médicaments, dans l'état actuel des connaissances, entraînent des effets indésirables de moindre importance.

Toutefois, en ce qui concerne la metformine, la Commission technique de Pharmacovigilance a souligné la nécessité du strict respect des contre-indications et précautions d'emploi qui ont été définies pour ce produit.

Afin de laisser aux prescripteurs le temps nécessaire pour substituer progressivement à l'Insoral une autre thérapeutique antidiabétique, et pour éviter aux malades les risques d'un brusque déséquilibre de leur diabète, le retrait de l'Insoral n'est devenu effectif qu'à la date du 31 mai 1978.

Le retrait du marché de l'Insoral n'affecte donc en rien les possibilités de soins des diabétiques.»

Il est rappelé que ce produit a fait l'objet d'un retrait du marché dans certain pays, notamment au Canada et en Norvège. Aux Etats-Unis, la phenformine a été retirée du circuit commercial général et n'est plus disponible que pour un nombre restreint de malades répondant à certains critères bien définis. Il convient de noter qu'aucun autre biguanide n'existe sur le marché américain.

PINDOLOL

Bêta-bloquant.

Mêmes actions indésirables et observations que pour le PROPANOLOL.

DEUX spécialités en 1986.

POLYTHIAZIDE associé à la RESERPINE ou au GUANOXAN

Prescrit dans le traitement de l'hypertension.

Diurétique Thiazidique.

ACTIONS INDESIRABLES

Vertiges
Nausées
Fatigue
Asthénie
Hypotension
Allergies
Eruptions cutanées
Troubles hépatiques
Troubles pancréatiques
Troubles gastro-intestinaux
Somnolence
Etat dépressif
Troubles cardio-vasculaires
Prurit
Maux de tête
Impuissance
Prise de poids

OBSERVATIONS

A proscrire chez la femme enceinte: Ce produit franchissant la barrière placentaire.

2 spécialités contiennent ce produit.

PROPIZEPINE

ANTIDEPRESSEUR et ANTALGIQUE.

ACTIONS INDESIRABLES

Elles sont, en règle générale, liées, soit aux effets anticholinergiques centraux (tremblements, convulsions chez l'épileptique, dysarthrie), soit aux effets anti-cholinergiques périphériques (constipation, troubles mictionnels, tachycardie, hypotension orthostatique, sécheresse de la bouche, hypersudation,...).

Dans le cadre des incidents liés à la nature même de la maladie traitée, peuvent être observés en début de traitement: levée de l'inhibition avec risque suicidaire, inversion de l'humeur, ré-activation d'un délire, troubles du sommeil, qui disparaissent au bout de quelques jours ou par adaptation de la posologie.

Employer avec prudence

—en présence d'une hypertrophie prostatique,

—en présence d'une hypotension, et chez les malades présentant des antécédents cardiaques,

—chez les sujets épileptiques ou ayant des antécédents épileptiques, pour lesquels il peut être utile de renforcer la thérapeutique anticomitiale.

Grossesse

—Bien que l'administration à l'animal n'ait causé aucune malformation fœtale, l'innocuité d'un tel traitement au cours de la grossesse et en période d'allaitement n'a pas été établie.
Il est donc préférable de n'utiliser les antidépresseurs tricycliques chez la femme enceinte ou en période d'allaitement qu'aprés avoir mis en balance les avantages attendus d'une part et l'éventuel risque thérapeutique de l'autre.

OBSERVATIONS

I seule spécialité contient la Propizépine.

PROPANOLOL

Bêta-bloquant utilisé pour le traitement de différentes formes de tachycardies sympathico-dépendantes.

ACTIONS INDESIRABLES

Eruptions cutanées dont certaines psoriasiformes.
Sécheresse lacrymale
Chute tensionnelle
Ralentissement du rythme du coeur au dessous de 60 pulsations minute.
Insuffisance cardiaque
Crises d'asthme
Hypoglycémie
Pneumopathies aigues granulomateuses ou chroniques fibrosantes.

OBSERVATIONS

Les médicaments à base de propanolol sont d'une utilisation délicate et provoquent des pneumopathies d'hypersensibilité. Le médecin ne peut jamais être assuré que les atteintes pulmonaires cesseront à l'arrêt du traitement. Une détresse respiratoire aigue peut entrainer le décès du patient même si elle a été decelée à temps.

De plus, le laboratoire précise qu'il ne faut jamais interrompre brutalement un traitement bêta-bloquant prolongé chez un insuffisant coronarien: L'arrêt brusque peut entrainer des troubles du rythme graves, l'infarctus du myocarde et la mort subite.

Il apparait donc, que le malade coronarien est condamné à poursuivre indéfiniment le traitement, lequel risque de provoquer une pneumopathie chronique fibrosante.

DEUX spécialités en 1986.

RESERPINE

ANTIHYPERTENSEUR

ACTIONS INDESIRABLES

Troubles digestifs
Anorexie

Troubles intestinaux (Diarrhée)
Somnolence
Fatigue générale
Troubles de l'éjaculation-Impuissance
Vision troublée
Rétention hydrique avec apparition d'oedème
Arythmie cardiaque
Dyspnée, asthme
Eruptions cutanées
Prurit
Maux de tête
Purpura
Surdité
Glaucome
Atrophie optique
Prise de poids
Etourdissements.

OBSERVATIONS

QUATORZE spécialités avant 1983.

En 1979, des études épidémiologiques et statistiques montraient que l'usage à long terme de la Réserpine multipliait par 2 le risque de cancer du sein. Le rat et la souris ont servi d'animaux d'expérience pour des "confirmations éventuelles". L'institut National du Cancer, aux U.S.A., avait trouvé que la réserpine à hautes doses provoquait chez la souris des tumeurs du sein et de la vésicule séminale (Expériences de 1979), ainsi que de nombreux phéochromocytomes chez les rats mâles.

Depuis, de nouvelles études ont été réalisées qui sembleraient confirmer une très forte liaison entre la Réserpine et le cancer.

CINQ spécialités en 1986.

SULFADIMETHOXINE (Sulfamide)

Prescrit dans les cas d'infection des voies respiratoires.

ACTIONS INDESIRABLES

Troubles gastro-intestinaux
Réactions cutanées

Graves réactions allergiques
Réactions hématologiques

OBSERVATIONS

Intolérance manifeste dans tous les cas, surtout chez les enfants. N'est plus sur le marché depuis 1983. Heureusement.

SULINDAC

ANTI-INFLAMMATOIRE-ANTALGIQUE
ANTI-RHUMATISMAL NON STEROIDIEN

ACTIONS INDESIRABLES

Troubles gastro-intestinaux: nausées avec ou sans vomissements – Diarrhée – Constipation – Douleurs gastro-intestinales.
Anorexie
Gastrites – Gastro-entérites – Ulcères gastro-duodénaux – Hémorragies et perforations gastro-intestinales – Ictère avec fièvre – Hépatite – Pancréatite.
Vertiges
Insomnie
Asthénie
Troubles de la vision
Bourdonnements d'oreille
Oedème
Palpitations
Insuffisance cardiaque congestive
Stomatite
Allergie et oedème de Quincke
Leucopénie
Thrombocytopénie
Erythème – Nécrose épidermique toxique
Hypertension
Anémie aplastique
Hypoplasie médullaire
Troubles psychiques – Dépression
Hémorragies génitales

Hématurie
Azotémie
Pneumopathies d'hypersensibilité.

OBSERVATIONS

A ne pas prescrire à la femme enceinte du fait que la sécurité d'emploi n'a pas été établie.

Ne pas associer ce médicament à l'aspirine.

Le laboratoire spécifie: Les études cliniques destinées à rechercher si l'association de ce médicament à l'aspirine est bénéfique ou nocive ne sont pas terminées." Or ce médicament a été mis sur le marché en 1977 et 1979. Figurant toujours au Vidal en 1987, on peut s'étonner que 10 ans et 8 ans après, ces études cliniques ne soient pas achevées.

Médicament présentant trop d'actions indésirables graves pour être prescrit dans le cas de douleurs rhumatismales.

Le remède semble pire que le mal.

A PROSCRIRE.

UNE spécialité en 1986.

TIMOLOL (Maléate de)

Prescrit pour HYPERTENSION ET ANGINE DE POITRINE.

ACTIONS INDESIRABLES

Troubles gastro-intestinaux
Nausées
Vomissements
Diarrhée
Maux de tête
Asthénie
Etourdissements
Insomnie
Hypotension
Eruptions cutanées
Prurit
Etat dépressif

OBSERVATIONS

La notice des médicaments à base de TIMOLOL comporte la mention: «est habituellement bien toléré» mais suit ensuite la description de nombreux effets secondaires.

D'autre part, les médicaments à base de TIMOLOL semblent ne pas avoir été étudiés dans les cas de gestation animale: On ne connait donc pas les effets éventuels de leur administration chez la femme enceinte.

Pas sérieux...

Et cependant, QUATRE spécialités sont à base de TIMOLOL en 1983.

TROIS subsistent en 1986.

L'une des spécialités contient, en outre, de l'hydrochlorotiazide qui aggrave les effets indésirables.

TRIAMCINOLONE

Anti-allergique et anti-inflammatoire.

ACTIONS INDESIRABLES

Rétention hydrosodée
Ostéoporose
Amyotrophie
Hyperglycémie
Troubles menstruels
Face bouffie
Etat dépressif
Retard de croissance chez l'enfant
Hirsutisme
Bouffées de chaleur
Acné
Cette liste n'est pas limitative

OBSERVATIONS

Entre dans la composition de 13 spécialités.

TRIFLUOPERAZINE

ANXIOLYTIQUE

ACTIONS INDESIRABLES

Troubles extra-pyramidaux: Tremblements, akinésie, hypertonie, phases d'excitation motrice, etc... etc...
Somnolence
Réactions allergiques.

OBSERVATIONS

Médicament à proscrire chez les personnes agées, au coeur, foie et reins fragiles. Une seule spécialité en 1986.

CHAPITRE IV

LA POLLUTION PHARMACEUTIQUE

CE QUE L'ON CACHE AU PUBLIC

La presse médicale, c'est-à-dire celle qui s'adresse uniquement au corps médical et n'est donc pas lue par le public, relate, de temps à autre, les «péripéties» que subissent certains médicaments et les réactions du corps médical lorsque les incidents se produisent.

Mais, en principe, tout demeure «occulté» : les laboratoires et les médecins craignent terriblement les médias.

CE QUI EST PROUVE

QUELQUES EXEMPLES

RETRAIT DU MARCHE DU FLUVISCO

Un médicament, le FLUVISCO (Dénomination commune internationale: Suloctidil) fabriqué par les laboratoires SEARLE; proposé dans les manifestations de l'artérite des membres inférieurs, mis sur le marché en 1980, est retiré de la circulation par son fabricant spontanément et sans l'intervention des pouvoirs publics le 13 Août 1985.

Plusieurs enquêtes de pharmacovigilance menées dans différents pays établissant chez plusieurs malades une relation entre l'hépatite et la prise du médicament étaient à la base de cette décision.

En effet, depuis 5 ans, plusieurs centaines de cas d'hépatite avaient été recensés aux Etats-Unis, soixante sept en France et une dizaine en Belgique.

Les actions indésirables signalées par les laboratoires Searle paraissaient pour le moins bénignes:

«Quelques rares cas de troubles digestifs à type de gastralgies, nausées, vomissements, diarrhée ont été décrits. De même, ont été signalés quelques rares cas de céphalées, somnolence, sensations vertigineuses et flush.»

Comment supposer que le Fluvisco pouvait entrainer des hépatites mortelles?

Immédiatement, pour ne pas avoir été informé du retrait avant que la presse et la télévision l'annoncent au grand public, le syndicat départemental des médecins de Vendée menace d'intenter un procès aux laboratoires Searle.

Ce syndicat prétend en effet que les médecins auraient du être informés personnellement du retrait du marché du Fluvisco avant que celui-ci ne soit annoncé par voie de presse et par la télévision. Certains malades avaient, parait-il, réagi vivement accusant leur médecin de leur avoir prescrit un médicament dangereux.

Le Président du syndicat déclare: «Une telle faute d'information nuit à la crédibilité du médecin, à ses relations avec le malade et au climat de confiance qui est nécessaire entre eux.»

Le Directeur des Laboratoires Searle invoque alors la responsabilité du Ministère de la Santé: «Lorsque nous avons averti le ministère de notre volonté de retirer le Fluvisco du marché, celui-ci a immédiatement décidé de diffuser un communiqué de presse annonçant une suspension du produit, mais non définitive, en attendant notamment les conclusions de la commission de pharmacovigilance»

Il ajoute: «Le Ministère a voulu faire très vite parce qu'il ne s'agissait pas seulement d'un retrait du produit sur le marché français mais sur tous les marchés où il est commercialisé. Le ministère craignait donc que la suspension soit décidée dans d'autres pays et que l'on ait très vite connaissance de l'information en France.»

COMMENTAIRES:

Voici un bel exemple de ce qui se passe, en général, pour que le public ne soit pas informé de la nocivité d'une spécialité. Le syndicat des médecins de Vendée n'est pas content parce que les fabricants du produit ont informé la presse avant eux.

Les fabricants du produit se retournent contre le Ministère des Affaires sociales et de la Solidarité Nationale qu'ils accusent de ne pas avoir attendu les délais nécessaires pour communiquer l'information à la presse. Effectivement, il y a du y avoir une «bavure» à ce stade.

En général, la presse n'est pas mise au courant et tout se passe en circuit fermé (Laboratoires et corps médical).

Comme le déclare le Docteur P. Brezac, Président du syndicat départemental des médecins de Vendée: "Une telle faute d'information nuit à la crédibilité du médecin, à ses relations avec le malade et au climat de confiance qui est nécessaire entre eux."

Autrement dit: Il eut fallu que tout cela demeure secret et surtout que le public ne soit pas informé de la nocivité du médicament incriminé.

Que penseront de cette déclaration les centaines de personnes ayant contracté une hépatite à la suite de la consommation du Fluvisco?

Et ceux qui en sont morts?

Sans doute que les victimes réelles sont les médecins ayant prescrit ce médicament en toute confiance? et qui, de ce fait, perdent de leur "infaillible crédibilité"

Tout cela est lamentable.

LE VECTREN EST RETIRE DU MARCHE par décision du Ministère de la Santé.

Communiqué du Ministère:

«Suivant en cela l'avis émis par la Commission nationale de pharmacovigilance lors de sa séance du 10 octobre 1985, le secrétariat d'Etat chargé de la Santé a décidé de suspendre l'autorisation de mise sur le marché de la spécialité pharmaceutique Vectren (isoxicam) des Laboratoires Substantia. Depuis juillet 1985, ce produit était réservé au traitement des affections rhumatismales sévères en raison de la constatation, au terme d'une enquête nationale de pharmacovigilance, de la survenue d'effets indésirables cutanés graves et parfois mortels (syndromes de Lyell et de Stevens-Johnson).

Malgré la réduction importante de la consommation de ce produit de nouveaux accidents ont été constatés. Ces faits ne permettent plus le maintien de ce produit sur le marché.»

Le commentaire des Laboratoires Substantia

«Nos laboratoires ont mis à la disposition du corps médical le Vectren (isoxicam), nouvel anti-inflammatoire, en mai 1984.

A la suite de la survenue de rares effets cutanés graves (Stevens-Johnson. Lyell), en concertation avec la Commission de pharmacovigilance, une enquête nationale a été mise en place.

Nous avons informé le corps médical des risques liés à l'utilisation de ce produit par lettre du 23 juillet 1985 et avons recommandé sa prescription dans des indications limitées. Cependant, aujourd'hui, l'ensemble des éléments recueillis au cours de l'enquête conduisent le ministère de la Santé à suspendre la commercialisation de Vectren pour une période d'un an. Les Laboratoires Substantia restent à la disposition du corps médical pour toute information complèmentaire.»

Médicament mis sur le marché en 1984.

Ci-contre: les actions indésirables signalées par le laboratoire.

«Troubles gastro-intestinaux pouvant survenir en début de traitement, douleurs abdominales, nausées, vomissements, diarrhées, dysepsie, ces troubles sont en général bénins et se dissipent au bout de quelques jours de traitement. De rares cas d'ulcères et de saignements gastro-intestinaux ont été rapportés.

Rares cas de réactions dematologiques et de réactions d'hypersensibilité (rash, prurit, dematite, urticaire). Un cas de Stevens-Johnson a été signalé.

Troubles hépatiques, rares perturbations réversibles de la fonction hépatique (transaminases, phosphatases).

Troubles cardiovasculaires et rénaux, quelques oedèmes ont été rapportés ainsi que quelques élévations réversibles de l'urée sanguine.

Troubles hématologiques, rares cas de purpura. Un cas d'anémie hémolytique d'imputabilité douteuse a été rapporté.»

Pourquoi le Ministère de la santé suspend la commercialisation seulement pour I an?

Sont signalés des cas mortels. Alors...

La molsidomine suspendue provisoirement en Allemagne fédérale mais non en France

Cette fois-ci aucune erreur ne sera commise:
Les médecins auront la primeur de l'information.
Le public ne sera informé que plus tard ou jamais...

En Allemagne fédérale, le ministère de la Santé a décidé de façon unilatérale et sans concertation la suspension provisoire pour trois mois de la commercialisation de la molsidomine (Corvasal en France, Corvaton en Allemagne), des Laboratoires Hoechst.

Cette décision a été prise dans l'attente d'une prise de position d'experts sur les résultats d'une étude carcinologique chez le rat confirmant ceux qui étaient connus depuis plusieurs années et mentionnés dans notre brochure «Corvasal» diffusée depuis le lancement du produit: «quelques cas de tumeurs ethmoïdales ont, en effet, été observés dans les groupes d'animaux recevant 22 et surtout 78,5 mg/kg/jour pendant vingt-sept mois».

L'apparition de tumeurs de ce type chez des rongeurs recevant, pendant pratiquement toute leur vie, des doses massives de médicament (de l'ordre de 200 à 500 fois la dose thérapeutique dans le cas de la molsidomine) est une constatation dont les conséquences éventuelles en thérapeutique humaine ne sont pas directement extrapolables et demandent un examen approfondi par des experts avertis de ces problèmes.

L'ensemble des données et des documents a été transmis au ministère de la Santé. Les conclusions de ses experts seront prochainement portées á votre connaissance.

Dans l'immédiat, après concertation avec la direction de la Pharmacie et du Médicament au ministère de la Santé français, il apparaît que ces éléments n'imposent pas une suspension, même provisoire, de la diffusion du médicament.

COMMENTAIRES:

Les patients Français peuvent continuer à prendre ce médicament tant qu'une commission d'experts n'aura pas rendu son jugement...

La verité n'est pas la même suivant que les patients se trouvent de l'un ou l'autre côté du Rhin...

Un médicament (distribué en Belgique) retiré du marché français. Novembre 1985.

Le ministère français de la santé a annoncé mardi sa décision de retirer du marché un anti-inflammatoire, le *« Vectren»*, a la suite d'accidents cutanés graves qui seraient liés à l'administration de ce médicament : syndrome de Lyell et de Stevens Johnson.

Le «Vectren» est également en vente sur le marché belge. La firme qui assure sa distribution en Belgique, la société Parke-Davis, a publié mardi un communiqué dans lequel elle souligne que le «Vectren» est actuellement vendu dans 14 pays, et «a un excellent profil d'efficacité et de sécurité au niveau mondial».

«Contrairement à l'expérience avec ce produit dans d'autres pays, un nombre plus élevé que prévu d'effets secondaires cutanés sont apparus en France», poursuit le communiqué selon qui les réactions cutanées de ce type sont reconnues comme se présentant en France avec une plus grande fréquence que dans d'autres pays.

«Nous ne pouvons prédire l'effet que l'action des autorités françaises aura sur les autorités des autres pays européens», conclut le communiqué, qui souligne encore que la société dispose d'une période de deux mois pour faire appel de la décision qui vient d'étre prise en France.

Un médicament cardiaque suspendu en R.F.A. mais vendu en Belgique

Le ministère ouest-allemand de la Santé a annoncé, mercredi, sa décision de suspendre l'enregistrement des médicaments à base de Molsidomine jusqu'a la fin du mois de décembre.

Selon le ministère, des tests effectués sur les rats ont mis en évidence des effets cancérigènes de ce produit. La Molsidomine est utilisée comme principe actif de médicaments traitant l'angine de poitrine et des insuffisances cardiaques et commercialisés sous le nom de *« Corvaton»*.

La firme qui produit ces spécialités, la société «Cassella Riedel», de Francfort, déclare regretter la décision qui vient d'être prise à la suite d'une étude qui avait mis en évidence l'apparition de tumeurs nasales chez des rats a qui de la Molsidomine avait été administrée. «Cette décision est injuste, car l'étude en question date d'il y a cinq ans, et le médicament ne présente aucun danger pour l'homme, selon des experts internationaux», souligne la firme pharmaceutique. Cette dernière a réclamé deux autres expertises.

En attendant, «Casella Riedel» annonce qu'elle mettra tout en œuvre pour tenter de modifier une décision qu'elle juge prématurée. On n'exclut pas auprés de la firme qu'une telle modification puisse intervenir à très bref délai.

A noter que le «Corvaton» est également distribué en Belgique, et que, dans l'état actuel des choses, il n'est pas question de le retirer du marché.

PRIAPISME

On constate une nette augmentation des cas de priapisme au cours de ces dernières années.

Le priapisme consiste en une érection prolongée, irréductible, n'aboutissant pas à une éjaculation. Cette érection douloureuse est source d'angoisse.

Si le priapisme subsiste plus de 3 à 5 jours, il est à craindre une impuissance définitive par lésion du système hémodynamique.

Les médicaments susceptibles de provoquer le priapisme sont :

Les alpha-bloquants
Les anesthésiques
Les psychotropes
L'héparine de haut poids moléculaire
Les solutés hyperlipidiques

COMTE-RENDU des 5 èmes JOURNEES DE PHARMACOVIGILANCE 1983

Les 24 et 25 novembre 1983 ont eu lieu à l'hôtel PLM Saint-Jacques les 5es Journées de pharmacovigilance, placées sous le haut patronage de M. Edmond Hervé, secrétaire d'Etat chargé de la Santé. Organisées par l'Association française des centres de pharmacovigilance hospitalière, ces journées ont permis de faire le point sur l'évolution des activités de pharmacovigilance.

Le Dr. Bégaud, du service de pharmacovigilance de Bordeaux-Aquitaine, a exposé les résultats d'une enquête sur la pharmacovigilance et le praticien libéral, menée auprès de 4 175 médecins. Cette enquête avait pour but de connaître le vécu des praticiens en matière d'effets indésirables. Réalisée par courrier, à l'aide d'un questionnaire semi-ouvert adressé aux 4 175 médecins libéraux de l'Aquitaine, elle avait pour vocation de répondre aux questions suivantes :

—quels sont les problèmes que rencontre le plus fréquemment le généraliste en matière d'effets indésirables?

—le médecin est-il prêt à transmettre à une structure de pharmacovigilance les cas d'effets indésirables qu'il diagnostique?

—quels sont les moyens d'information du médecin en matière de pharmacovigilance?

Seulement 26% des praticiens ont répondu au questionnaire. 22 réponses ont été jugées inexploitables. Il ne restait donc que 1 060 questionnaires analysables.

Voici quelques exemples de questions et de réponses.

Au cours des douze derniers mois, un effet indésirable a-t-il été retrouvé chez vos malades?

Les conséquences?

A cette question, on a obtenu les réponses suivantes: décès 21, aucune manifestation 27, hospitalisations 185, arrêt d'activité 233 et gêne respiratoire 901.

A la question: quels sont les domaines qui, en pratique, posent le plus de problèmes?

Les médecins ont répondu: effets indésirables (802), interaction médicamenteuse (688), prescription chez la femme enceinte (351), médicaments récemment commercialisés (334).

A la question: en cas de besoin, quelle source vous fournit le plus de renseignements? On obtient: 969 réponses pour le Vidal 534 pour le laboratoire fabricant, 414 pour une documentation personnelle, 151 pour l'avis d'un confrère, 136 pour le centre antipoison et seulement 111 pour les centres de pharmacovigilance.

Cette enquête permet de montrer que les médecins ne connaissent pas suffisamment les centres de pharmacovigilance. Il existe une dualité entre les centres de pharmacovigilance et les centres antipoison. Ces chiffres montrent que les praticiens ne savent pas que les centres de pharmacovigilance sont des centres de renseignements. Il semble donc que des efforts doivent être entrepris pour que ces centres soient des interlocuteurs privilégiés des médecins. Encore faut-il que les médecins libéraux connaissent les structures, les buts et l'intérêt de la pharmacovigilance.

Au cours des 5es Journées françaises de pharmacovigilance, on a ouvert le volumineux dossier des hépatopathies médicamenteuses. Conclusion: 201 cas d'hépatopathies en cinq ans en France.

De 1979 à 1983, la Commission nationale de pharmacovigilance a analysé 72 articles ou rapports de communication publiés dans la presse médicale française.

Cette vaste étude rétrospective des accidents hépatiques médicamenteux permet de faire le point et d'apporter des précisions sur un problème quotidien pour le médecin praticien.

Certains médicaments agissent par toxicité. C'est par exemple le paracétamol, qui, lors d'un surdosage (plus de 10 g.) peut provoquer une hépatite grave apparaissant en 48 heures. Les tétracyclines chez la femme enceinte ou par voie parentérale en cas d'insuffisance rénale sont responsables d'une stéatose aigüe gravissime.

D'autres médicaments sont responsables d'hépatites cholestatiques par hypersensibilité ou par toxicité. C'est le cas par exemple du TAO, des estrogènes, et progestatifs de synthèse, la chlorpromazine.

Enfin, certains médicaments sont responsables d'hépatite cytolytique aigüe par le biais de métabolites réactifs. Il s'agit d'une toxicité vraie, mais favorisée par les inducteurs enzymatiques. C'est le cas de la rifampicine, de l'Aldomet, du Tofranil, du Marsilid, du chloroforme, de la phénacétine.

On a cité d'autres produits pouvant entraîner des accidents hépatiques. Cependant on ne peut préciser l'origine exacte de ces troubles. C'est, par exemple, le Nerfactor (plus commercialisé), l'amineptine (Survector), l'acide tiénilique (Diflurex) et l'association TAO-estroprogestatifs.

On a recensé au total 201 cas d'hépatopathies en cinq ans. Ce chiffre relativement modéré permet de mesurer à sa juste valeur le rôle du médicament dans les accidents hépatiques.

DETECTION DES EFFETS INDESIRABLES DES MEDICAMENTS.

Dans le cadre des 8 émes journées Françaises de pharmacovigilance, universitaires et représentants de l'industrie pharmaceutique ont fait le point quant au dépistage des médicaments présentant une certaine nocivité.

En 1985 avait été mis au point une méthode de score bibliographique permettant de caractériser un nouvel effet indésirable en lui attribuant un score de 0 à 3. Le score B3 est appliqué aux effets décrits dans la dernière édition des ouvrages de référence comme le Vidal.

Le score B2 est attribué aux effets inattendus et toxiques publiés antérieurement.

Le score BI est affecté aux réactions aux médicaments non signalés dans les ouvrages de référence.

Le scorc BO est attribué lorsque les actions indésirables n'ont jamais été décrites auparavant.

Il ressort de la réunion que le délai entre la mise sur le marché d'un médicament et la date de mise en évidence d'effets indésirables est très variable : *entre 15 jours et deux cent quarante mois!* Le délai moyen ressort à quarante deux mois. Durant ce temps, combien de malades ont été victimes des médicaments incriminés?

Deux exemples : Lancé en JUIN 1983, un médicament, l'INDALPINE connait un grand succès auprès des psychiatres et en Septembre auprès des généralistes. Un mois après, 2 cas d'agranulocytose sont signalés. En Décembre de la même année, ce médicament est vendu à raison de 200.000 ventes mensuelles!

Au bout d'un an, ce sont trente cas d'agranulocytose qui sont mis en évidence.

La rétention de l'information à la source dans ce cas précis est relativement modeste. Mais que dire d'un autre médicament provoquant des pneumopathies tel que l'AMIODARONE : Treize ans se sont écoulés entre la date de son autorisation de mise sur le marché et la constatation de ses effets indésirables.

En 1986, malgrè l'éventualité de conséquences fâcheuses pour le patient, Trois spécialités sont à base d'AMIODARONE.

PSORIASIS ET Bêta-bloquants.

Le congrès annuel de recherche dermatologique de Nantes, en 1985 a souligné que les Bêta-bloquants peuvent provoquer chez des sujets prédisposés, aggraver ou entretenir une poussée de psoriasis.

En effet, les Bêta-bloquants déclenchent une plus grande activité kératinocytaire, c'est à dire une prolifération se réalisant sur un mode psoriasiforme.

Une vingtaine de spécialités sont très souvent prescrites pour les affections cardio-vasculaires, en France.

PRODUITS GENOTOXIQUES

On entend par produits génotoxiques certaines substances chimiques naturelles et artificielles que nous absorbons, respirons, touchons, capables de détériorer notre matériel génétique, c'est à dire la molécule d'acide désoxyribonucléique (A.D.N.) contenue dans nos 46 chromosones logés au sein du noyau des cellules.

L'A.D.N. total de chaque cellule représente I mètre environ embobiné sous forme d'une double hélice.

Cet A.D.N. constitue notre matériel héréditaire renfermant les instructions, l'achèvement et le fonctionnement d'un individu à partir d'un ovule fécondé.

En principe, au cours des divisions, l'A.D.N. est reproduit avec fidélité et transmis à chacune des cellules-filles.

Or des agressions physiques ou chimiques (ou virales) peuvent léser les gènes portés par les chaines d'A.D.N., risquant ainsi d'altérer l'information génétique transmise par une cellule à sa descendance.

Les lésions infligées à l'A.D.N. peuvent conduire la cellule atteinte à mourir, mais parfois cette dernière peut survivre portant la trace d'une *MUTATION*.

Cette mutation affectant l'A.D.N. d'une seule cellule peut avoir des conséquences catastrophiques. En effet, la mutation se retrouvera dans toutes les cellules descendant par division de la cellule dont l'A.D.N. est lésé.

Si certains gènes sont modifiés, en particulier les gènes nommés ONCOGENES, on peut craindre l'apparition de cancers. Un gène, qui est un segment d'A.D.N., a pour rôle de gouverner la synthèse d'une protéine ayant tel ou tel but bien précis dans la cellule. Un gène altéré, déplacé ou muté produira des protéines "aberrantes".

Il y a lieu de faire remarquer que toute lésion ne conduit pas forcément à une mutation : les cellules disposent de certains moyens pour réparer leur A.D.N. Ces moyens se nomment : *ENZYMES DE REPARATION* qui réversent ou excisent la lésion.

Ces capacités de réparation sont cependant limitées.

Le nombre des produits génotoxiques est considérable et ne cesse de croître depuis la naissance de l'industrie chimique.

Environ 70.000 produits chimiques artificiels sont d'un usage courant. Plus de 1.000 nouveaux produits sont mis sur le marché chaque année.

Parmi eux se rencontrent de nombreux produits génotoxiques que l'on met en évidence par un système de tests à court terme, c'est à dire qui permettent de dire très rapidement si une substance chimique est susceptible d'endommager l'A.D.N.

Le plus connu de ces tests est le test d'AMES, mettant en jeu plusieurs souches de bactéries Salmonella modifiées génétiquement pour être hypersensibles aux agents génotoxiques.

Les principaux agents génotoxiques sont les suivants :

1.°) *LE FURYLFURAMIDE*, agent conservateur alimentaire utilisé puis interdit au Japon.

2.°) *Le TRIS BP*, produit ignifugeur utilisé aux Etats-Unis dans les pyjamas d'enfant.

3.°) *Le TRP-P2*, que l'on trouve dans les aliments grillés au barbecue.

4.°) *Le R 7372*, substance de synthèse constituant le mutagène expérimental le plus puissant détecté à ce jour.

5.°) *Le METRONIDAZOLE*, médicament utilisé pour lutter contre les abcès dentaires, uréthrites, vaginites.

6.°) *La NITROFURANTOINE*, médicament utilisé contre les infections urinaires.

7.°) *La NIFUROXAZIDE*, médicament employé contre les infections intestinales.

8.°) *La NIRIDAZOLE*, médicament utilisé contre les amibiases et les bilharzioses.

Tous ces produits sont MUTAGENES.

Sont spécifiquement CANCEROGENES :

1.°) *AFLATOXINE BI*, cancérogène hépatique produit par une moisissure.

2.°) *Le 2 AMINOFLUORENE*, insecticide.

3.°) *La Béta-PROPIOLACTONE*, intermédiaire de synthèse des esters acryliques et également utilisé comme désinfectant.

4.°) *La 4 NITROQUINOLEINE*, présente en faibles concentrations dans les charbons, pétroles, goudrons et servant également comme solvant.

5.°) *La METHYLNITROSO-UREE* ou M.N.U., agent alkylant.

6.°) *La N. METHYL-N-NITROSOGUANIDINE* ou M.N.N.G., utilisée comme fongicide.

7.°) *Les SUIES ET GOUDRONS.*

Cette liste ne comprend que les cancérogènes classiques.

Il existe bien d'autres substances cancérogènes et d'autre part, en général, les substances mutagènes sont cancérogènes, agissant comme agents promoteurs de la cancérisation.

Les effets des produits génotoxiques ne se font sentir que longtemps après leur absorption. Il faut 15 à 20 ans pour qu'un cancer soit décelé chez l'homme.

Une loi a rendu obligatoire en 1979, en France, le contrôle des produits chimiques de l'environnement.

Tout nouveau produit mis sur le marché à plus d'une tonne par an doit subir 2 tests à court terme dont un bactérien. La Commission d'écotoxicologie des produits chimiques du ministère de l'environnement est chargée d'examiner les dossiers.

Il s'agit là d'un travail très difficile exécuté par des experts qui discutent les résultats cas par cas.

Ainsi le consommateur est en droit de supposer qu'il est PROTEGE.

Egalement, la plupart des laboratoires pharmaceutiques pratiquent des tests afin de connaitre les effets génotoxiques des médicaments qu'ils entendent produire.

Mais ce que le consommateur ignore probablement c'est que la plupart des tests ne sont pas fiables.

En fait, on ne connait pas le *danger réel* que représentent certaines substances chimiques pour les individus. Les différents tests révèlent seulement un *danger potentiel.* Il faudrait, en effet, tenir compte de plusieurs facteurs : Diffusion du produit dans l'organisme, métabolisme, mode d'exposition au produit, efficacité des défenses immunitaires, etc... etc...

Assez souvent, les différents tests donnent des résultats que l'on ne peut interpréter d'une façon claire.

Certains produits se révèlent être des faux positifs ou des faux négatifs. Les faux positifs révèlent une action génotoxique dans un test à court terme mais sont inoffensifs pour l'homme. Les faux négatifs sont sans action génotoxique dans un test mais en réalité la démontrent sur un organisme humain.

En résumé, seules des expériences à long terme réalisées sur des animaux permettraient la mise en évidence du pouvoir mutagène et surtout cancérogène des substances chimiques. Or, le moindre test de cancérogénèse demande 2 ans d'expérience sur de nombreux animaux et coûte plusieurs millions de francs par produit...

De plus les expériences réalisées sur des animaux ne sont pas forcément transposables à l'être humanin.

De même, les *Hormones* peuvent être responsables de tumeurs malignes si elles sont administrées en quantité trop importante. Des expériences ont été réalisées sur des souris : celles ayant reçu des doses trop considérables d'oestrogènes, hormones féminines, ont présenté des tumeurs des glandes mammaires. Egalement des tumeurs de la thyroide ont été provoquées par de trop fortes quantités de thyrotropine qui stimule la thyroide pour la production de ses hormones.

Des doses importantes d'hormones provoquent l'aplasie, la dégénérescence des glandes et le cancer.

D'où le danger de l'administration d'hormones aux femmes en période pré et post-ménopausique.

Le test d'AMES, méthode Américaine de tests, met en évidence que 4 substances contenues dans certains médicaments constituent des *agents génotoxiques*, c'est à dire qu'ils sont susceptible de détériorer notre matériel génétique.

Ces substances à effet mutagène sont :

METRONIDAZOLE

Médicament utilisé pour lutter contre les abcès dentaires, les uréthrites, les vaginites.

2 médicaments Français contiennent cette substance.

NITROFURANTOINE

Médicament utilisé contre les infections urinaires.

3 spécialités Françaises sont à base de ce produit.

NIFUROXAZIDE

Médicament employé contre les infections intestinales.

4 spécialités Françaises contiennent ce produit.

NIRIDAZOLE

Médicament utilisé contre les amibiases et les bilharzioses.
I spécialité Française contient ce produit.

CONCLUSION :

Evidemment une substance mutagène n'est pas forcément cancérogène mais il y a tout lieu de supposer qu'elle puisse l'être dans le temps, surtout si elle affecte un organisme prédisposé. De toutes façons, ces 4 médicaments sont à proscrire, du fait même qu'ils produisent des mutations sur des souches de bactéries.

Ils constituent ce que l'on nomme des *AGENTS PROMOTEURS* de la Cancérisation.

Les pneumopathies médicamenteuses d'hypersensibilité*

Les Pneumopathies médicamenteuses se retrouvent de plus en plus fréquemment. La liste des médicaments susceptibles de les provoquer s'allonge chaque jour davantage.

A côté des classiques pneumopathies interstitielles aigues granulomateuses ou chroniques fibrosantes, l'on trouve de plus en plus de véritables syndromes de détresse respiratoire aigue et des atteintes pulmonaires infra-cliniques.

Avec certains médicaments, deux cas peuvent se produire :

Pneumopathies d'hypersensibilité
Pneumopathies par toxicité directe.

Si ces atteintes pulmonaires cessent parfois à l'arrêt de la prise médicamenteuse, d'autres ne sont pas décelées à temps ou même décelées provoquent le décès des malades.

* Tempo Médical dans son numéro N.° 253 de Février 1987 a fait paraitre le tableau significatif suivant:

Tableau 1
MEDICAMENTS INCRIMES A L'ORIGINE DE PNEUMOPATHES

MEDICAMENTS CYTOSTATIQUES	
Busulfan (Misulban) *Cyclophosphamide* (Endoxan) *Carmustine* (BCNU) *CCNU, Lomustine* (Bélustine) *Melphalan* (Alkéran)* *Chlorambucil* (Chloraminophène)* Mitomycine C (Amétycine)*	*Méthotrexate*** *Citarabine* (Aracytine) *Vinblastine* (Velbé)** *Procarbazine* (Natulan)** *Bléomycine** *Azathioprine* (Imurel)**
MEDICAMENTS ANTIMICROBIENS ET ANTIPARASITAIRES**	
Nitrofurantoïne (Furadoïne – Furadantine *Furazolidone* (Furoxane) *Pyriméthamine – Sulfadoxine* (Fansidar) **Sulfamides:** *Salazosulfapyridine* (Salazapyrine) *Cotrimoxazole* (Bactrim, Eusaprim) *Sulfanilamide* (Exoseptoplix)	**Pénicilline:** Ampicilline (Totapen, Pénicline) **Céphalosporines:** *Céfradine, céfalotine* *Latamoxet* (Moxalactam) **Cyclines:** *Tétracycline* *Minocycline* (Mynocine) **Macrolides:** *Erythromycine* (Erythrocine)
MEDICAMENTS CARDIOLOGIQUES	
Amiodarone (Cordarone)** *Nifédipine* (Adalate) *Perhexiline* (Pexid)* *Oxprénolol* (Trasicor) *Propranolol* (Avlocardyl)	*Pindolol* (Visken) *Acébutolol* (Sectral)** Dihydralazine (Nepressol) *Hydrochlorothiazide* (Esidrex)*
MEDICAMENTS RHUMATOLOGIQUES	
Sels d'or (Allochrysine)** *D-pénicillamine* (Trolovol)* *Naproxen* (Naprosyne)** *Sulindac* (Arhrocine)**	*Ibuprofène* (Brufen)** *Dantrolène* (Dantrium)** *Oxyphenbutazone* (Tandéril)**
MEDICAMENTS NEUROLOGIQUES	
Méthysergide (Désernil) *Ergotamine* (Gynergène) *Bromocriptine* (Parlodel) *Chlorpromazine* (Largactil)** *Imipramine* (Tofranil)**	*Carbamazépine* (Tégrétol)** *Phénytoïne* (Di-Hydan)** *Nomifensine* (Alival) *Dosulépine* (Prothiaden)
MEDICAMENTS METABOLIQUES**	
Post-hypophyse (poudre nasale) *Chlorpropamide* (Diabinèse)	*Clofibrate* (Lipavlon) *Propyl-Thiouracile*
MEDICAMENTS ANTI-ALLERGIQUES**	
Béclométasone (Bécotide)	*Cromoglycate disodique* (Lomudal)
* Mecanisme discuté	** Mécanisme d'hypersensibilité

Antagonistes du calcium : effets indésirables et interactions médicamenteuses

En thérapeutique cardio-vasculaire, les médicaments dits antagonistes du calcium sont de plus en plus utilisés depuis quelques années :

Nifédipine (Adalate)
Vérapamil (Isoptine)
Dilitiazem (Tildiem)

Or, ces médicaments possèdent de nombreuses actions indésirables au niveau cardio-vasculaire en particulier et à d'autres niveaux organiques. Citons :

Photosensibilité et prurit avec l'adalate et tildiem.

Atteintes hépatique avec Isoptine et Adalate.

Hyperprolactinémie avec écoulement de lait par le mamelon avec l'Adalate ;

Effets secondaires neurologiques centraux (Confusions mentale-accès maniaques) avec Adalate, Isoptine, Tildiem.

Hyperplasie gingivale avec l'Adalate.

Mais c'est surtout au niveau cardiaque que se situent les actions indésirables les plus graves : Vasodilatation excessive —Insuffisances ventriculaires— Troubles de la conduction pouvant aller jusqu'à l'arrêt cardiaque (Tildiem).

La prise de ces médicaments entraine, en outre, parfois, des oedèmes de cheville avec une fréquence pouvant varier de 0,6 à 20% et également une constipation dans 12 à 42% des cas (Isoptine).

Egalement, il faut signaler les nombreuses interactions médicamenteuses des antagonistes du calcium avec la digoxine, les béta-bloquants, la prazosine (Minipress), engageant le praticien à la plus extrême prudence.

LA POLLUTION MEDICAMENTEUSE EXPORTEE : 1ere VICTIME LE TIERS-MONDE

La plupart des médicaments retirés des marchés Français et européens continuent à être fabriqués, malgrè leur interdiction de vente, *et sont vendus au rabais au tiers-monde.*

Le montant de l'exportation annuelle des pays occidentaux, en médicaments désormais prohibés, est de l'ordre de 2 à 3 milliards de dollars, soit: *12 à 18 milliards de francs nouveaux.*

Il n'existe pas dans le tiers-monde de réglementation stricte concernant la vente et l'innocuité des médicaments. Ces derniers sont très souvent vendus sans ordonnance dans les officines locales ou sur les marchés de village.

Les pays sous-développés constituent donc un terrain privilégié pour la vente de remèdes interdits en Occident.

Mais, direz vous, on n'accuse pas sans preuves:

Six grands laboratoires de taille internationale:

ORGANON — Pays — Bas
— HOECHST — R.F.A.
CIBA — GEIGY Suisse
WINTHROP — U.S.A.
ICI — Grande Bretagne
THERAPHARMA — Italie

+1 Laboratoire (Dont je tairai le nom) — France, ont organisé durant plusieurs années des filières de vente de stéroides anabolisants sur le marché asiatique. Ces produits provoquent des arrêts de croissance, des ictères, des troubles hormonaux et des accidents cardiaques. Interdits ou très sévèrement contrôlés en Occident, ces médicaments étaient présentés comme destinés à lutter contre la malnutrition et les carences de croissance chez les enfants. Aucune mention des effets secondaires et indésirables de ces substances ne figurait sur la notice d'accompagnement.

A la suite d'une plainte de l'Association Hollandaise WEMOS qui se préoccupe des questions de santé du tiers-monde, les laboratoires ORGANON furent reconnus coupables de "négligence" dans la commercialisation et obligés de mentionner les effets secondaires de la FERTABOLINE.

Suivant les différents pays où ces médicaments sont vendus, les noms des spécialités changent. C'est ainsi que la FERTABOLINE devient l'ORGABOLIN suivant que ce produit est vendu en Malaisie ou en Indonésie, ou dans d'autres régions du monde.

Pour promouvoir des ventes importantes, les laboratoires utilisent des slogans publicitaires qui ne manquent pas d'être parfaitement criminels.

Ainsi en Indonésie, la publicité déclare: "Le produit n'entraine aucune virilisation et peut être utilisé pour des traitements de longue durée".

Aux Philippines: "Au cas où vos jeunes enfants dépasseraient la dose prescrite, n'ayez aucune inquiétude, la FERTABOLINE est totalement inoffensive".

Les laboratoires CIBA-GEIGY et d'autres fabricants de produits à base de CLIOQUINOL, produits utilisés pour lutter contre la dysenterie amibienne et provoquant fréquemment des affections du systéme nerveux (paralysie et cécité) sont responsables, en 15 ans, d'environ 10.000 cas de Myélo-optique subaigue (SMON), rien qu'au Japon.

Les victimes intentèrent une action en justice. Cent quarante milliards de yens d'indemnités ont été versées à 6.390 personnes, les plus gravement touchées.

CIBA-GEIGY s'est trouvé dans l'obligation de verser, pour sa part, 52 milliards de yens.

Bien que les produits à base de CLIOQUINOL aient été interdits et retirés du marché aux U.S.A., au Japon, en Europe et dans divers pays du tiers-monde, certains laboratoires produisent encore des spécialités le contenant.

En 1983,3 spécialités fabriquées par Ciba-Geigy étaient encore en vente sur le marché Français. Actuellement, 2 spécialités Françaises contiennent encore du CLIOQUINOL en association avec une autre substance.

Divers laboratoires vendent des antibiotiques à base de CHLORAMPHENICOL, destinés à combattre certaines graves maladies, mais qui peuvent provoquer des aplasies médullaires (anémies par absence de regénération des éléments du sang) mortelles, en Amérique centrale, au Mexique, en Indonésie, aux Philippines, en Thailande. Aucun avertissement ne figure sur la notice accompagnant ces antibiotiques.

Un analgésique, le DIPYRONE, susceptible de détruire les globules blancs, est à la base de plus de 150 spécialités vendues librement au Brésil... et dans d'autres régions du tiers-monde.

Selon le Professeur Peter Schönhöfer, ancien directeur de l'Institut de pharmacologie clinique de Brême (R.F.A.), 7 milliards de doses de DIPYRONE seraient vendues chaque année dans le monde, et principalement dans le tiers-monde.

On peut affirmer que 20% de la production pharmaceutique mondiale s'ecoule sur les marchés du tiers-monde.

Parmi cette production, il faut naturellement inclure les médicaments retirés du marché en Europe, car la législation en vigueur au sein de la Communauté Européenne ne joue pas à l'exportation.

Je laisse au lecteur le soin de conclure quant à la responsabilité des laboratoires qui utilisent de telles pratiques criminelles.

PRATIQUES DE CERTAINS LABORATOIRES

Le lecteur pourra se faire une idée des méthodes commerciales utilisées par les laboratoires CIBA-GEIGY, fabriquants non seulement des médicaments mais des produits chimiques (pesticides) destinés à l'agriculture, en apprenant, par exemple, que cette entreprise vendait le GALECRON (alias FUNDAL —alias CHLORDIMEFORM) en Amérique latine, encore en 1981-1982, alors qu'il était interdit depuis 1976 dans la Confédération Helvétique, car reconnu toxique*.

Ce produit provoque des maux de tête et d'estomac, des vomissements et surtout des troubles de l'appareil urinaire.

En outre, cette société suisse avait utilisé en 1976 six adolescents égyptiens pour tester son produit. Or, ce dernier avait été retiré du marché suisse en 1976 car des expériences réalisées sur des souris avaient révélé qu'il induisait des tumeurs**.

Ciba-Geigy, ayant déposé son brevet d'invention en 1964, a toujours déclaré que son pesticide n'était pas cancérogène pour l'homme. Il reconnaissait, toutefois, qu'il provoquait des hématuries (sang dans les urines).

En ce cas, comment admettre que Ciba-Geigy vende ce pesticide aux Egyptiens, alors qu'il est de notoriété que IO à 15 millions de personnes sont victimes de la Bilharziose dans ce pays, dont 90% des enfants d'âge scolaire, et que cette maladie affecte l'arbre urinaire et provoque des hématuries?

Mais ce n'est pas fini...

Ciba-Geigy, au moment même où il répandait intentionnellement du Galécron sur des cobayes humains, engageait des frais pour un montant de 3 millions de livres sterling afin d'améliorer les mesures de sécurité dans son usine suisse pour ne pas exposer son personnel à ce produit dangereux, mais continuait à le vendre aux paysans d'Amérique latine et d'Egypte.

Cette vente rapporte chaque année environ 7 millions de livres sterling à l'entreprise Ciba-Geigy, faisant fi des actions néfastes du pesticide sur de pauvres gens manquant d'informations.

Mais ce n'est pas fini...

Le périodique spécialisé Ecotoxicology and Environmental Safety a publié en 1979 une communication scientifique signée de R.R.RAO et de ses collaborateurs du centre de recherche de Ciba-Geigy en Inde:

---

* Jornal Le Monde du 19 Novembre 1982.

** New Scientist du 10 Février 1983.

Une expérience consistant à épandre un insecticide dénommé Monocrotophos (alias Nuvacron pour Ciba-Geigy et Azodrin pour Shell) fut réalisée sur 2 groupes d'individus. Un premier groupe de 5 femmes et 12 hommes de 13 à 57 ans et un second groupe de 21 hommes de 22 à 50 ans. Le premier groupe subit seulement un poudrage aérien. Le second fut arrosé durant 3 jours. Peu d'hommes purent tenir les 3 jours durant.

Les hommes furent arrosés torse nu et les femmes ne portaient que des vêtements légers. Tous demeurèrent I heure dans le champ arrosé, une fois l'épandage éxécuté.

Le but de cette "expérience scientifique" était de contrôler les effets toxiques de l'insecticide sur l'activité cholinestérasique, les globules blancs et rouges du sang.

Or ce qu'il faut savoir c'est que le monocrotophos est un insecticide organophosphoré systémique qualifié par l'Index phytosanitaire publié en France comme "extrêmement dangereux".

En France, le produit est inscrit au tableau A et son emballage doit porter la mention : POISON.

Considèrant la désinvolture avec laquelle Ciba-Geigy agit tant au niveau des expériences que de la vente au tiers-monde de produits dangereux et interdits dans différents pays européens, peut-on raisonnablement faire confiance à ce laboratoire quant à la non-toxicité des médicaments qu'il met au point?

Peut-on être assuré que les expériences cliniques qui se déroulent sur des humains dans les hôpitaux sont dénuées de toute toxicité? et que de nombreux malades ne servent pas, tout simplement de cobayes comme avec les pesticides? sans qu'on leur ait demandé leur avis?

Tous les malades hospitalisés, c'est bien connu, en particulier les personnes âgées, ne sont pas forcément tenus au courant des essais cliniques réalisés sur eux, afin de démontrer la toxicité ou non d'un médicament.

Les principaux laboratoires d'envergure internationale détiennent, grâce à leurs moyens financiers prodigieux et à la protection qu'ils recoivent des états qui les abritent, non seulement le monopole de la pollution pharmaceutique à l'échelle mondiale, mais un pouvoir politique de décision dont le commun des mortels n'a aucune idée.

Ces entreprises industrielles, grâce aux privilèges dont elles jouissent, et, afin de les préserver, "arrosent" littéralement d'argent les gouvernants de différents pays, à commencer par les leurs dont elles financent pour une très large part les campagnes électorales à tous les niveaux, y compris au niveau le plus élevé de l'état.

De plus, il y a lieu de savoir que les trois principaux piliers de l'industrie chimique et pharmaceutique mondiale sont Suisses : Sandoz — Ciba-Geigy — Hoffmann-Laroche — et que les banques Suisses les soutiennent et interviennent pour leur compte dans diverses opérations douteuses, avec la bénédiction de l'appareil d'état hélvétique.

C'est ainsi que l'on apprend l'invraisemblable chiffre de participation des banques aux conseils d'administration de différentes entreprises chimiques et pharmaceutiques et qu'existe de plus une interpénétration des conseils d'administration d'une grande complexité. (Urs Haymoz —Silence d'argent — pages 69 et 77).

Jean Saunier rapporte dans son ouvrage intitulé: Le Pouvoir des banques Suisses —Ed: Temps actuels — 1982: "Selon un mémoire de l'université de Zurich, le recensement du nombre des sièges détenus par les administrateurs, directeurs et directeurs généraux des trois plus grandes banques donnait les résultats suivants pour la période 1972-1974:

Union des banques Suisses: 600
Société de banque suisse: 520
Crédit Suisse: 510 "

En résumé: Les banques contrôlent les laboratoires, lesquels contrôlent les banques et une multitude de sociétés diverses n'ayant rien à voir avec la pharmacie. On peut affirmer à juste titre que banques et laboratoires se partagent le pouvoir dans les secteurs déterminants de l'économie du pays.

Or, qui détient un tel pouvoir économique possède une influence considérable pour ne pas dire totale sur le plan politique.

Voici un exemple précis: Les laboratoires Hoffmann-Laroche (Roche, en France) ont connu un développement fantastique à partir de 1933, en acquérant le monopole de la vitamine C, puis de toutes les autres vitamines. Ainsi durant toute la durée d'exclusivité des brevets, ce laboratoire a disposé d'environ 70% du marché mondial des vitamines.

Après 1945, Hoffmann-Laroche s'est assuré l'exclusivité mondiale de deux produits fort connus (Hélas): le Librium et le Valium, abusant de cette exclusivité.

Françoiss Hopflinger, dans un ouvrage intitulé: L'empire Suisse, écrit: "Grâce à la position de monopole que lui assuraient les patentes (brevets), grâce à l'impact de ses produits, Roche a fait durant une longue période du profit sur le stress éprouvé dans le travail et la vie quotidienne. Roche a eu la liberté de fixer des prix très différents selon les pays pour le librium et le valium afin de retirer chaque fois les profits les plus élevés possibles".

Entre 1971 et 1973, la Grande-Bretagne réagit avec vigueur et parvint à démontrer deux faits très importants: En premier lieu que les superprofits de la filiale britannique, Roche Products, portaient préjudice aux organismes de protection sociale. En second lieu, que le système de facturation des produits par la filiale Italienne permettait de frauder le fisc britannique.

D'autres pays emboitèrent le pas à la Grande-Bretagne et Hoffmann-Laroche dut mettre un terme à sa politique des prix forts.

En mars 1973, un employé des laboratoires Hoffmann-Laroche, écoeuré des pratiques du groupe démissionna et s'installa en Italie. Il transmit alors à la Commission des Communautés européennes des documents confidentiels et accablants sur les faits et gestes du groupe au plan commercial dans le secteur des vitamines.

Fin 1974, cet employé nommé Stanley Adams retourna en Suisse pour passer les fêtes de fin d'année en famille. Il fut immédiatement arrêté par la police suisse. Il ne sera libéré que le 21 mars 1975 moyennant le paiement d'une caution de 25.000 fs.

En juillet 1976, le tribunal correctionnel de Bâle, le condamne par contumace, pour espionnage économique, à I an de réclusion avec sursis; à 5 ans d'interdiction de séjour; à la confiscation de la caution et au paiement des frais de justice. Le 27 septembre 1977, la cour d'appel confirme le jugement, puis le 3 mai 1978, la cour de cassation rejette son pourvoi. Sa femme, agressée et minée par les soucis, met fin à ses jours.

Stanley Adams a été persécuté alors même que la Commission des communautés européennes par sa décision du 9 juin 1976 déclarait "qu'Hoffmann-Laroche avait commis une infraction à l'article 86 du traité par la conclusion de contrats comportant pour les acheteurs l'obligation, ou, par l'application de primes de fidélité, une incitation à réserver à Hoffmann-Laroche une exclusivité ou une préférence pour la couverture de la totalité de leurs besoins en vitamines".

Mis en demeure de cesser ses pratiques, le laboratoire Hoffmann-Laroche fut condamné à une amende de 300.000 écu, soit 1.098.000 Marks.

Le 13 Février 1979, cette décision fut confirmée par la Cour de justice des Communautés européennes et l'amende fut réduite à 200.000 ECU du fait que la société avait d'ores et déjà modifié ses pratiques.

En bref, au cours de l'ECU et du Mark en 1976, Hoffmann-Laroche paya une amende de cent quinze millions de francs.

Ce laboratoire s'est toujours distingué dans les "affaires" scandaleuses du siècle et dans la production de médicaments particulièrement performants pour assurer l'abrutissement complet et irréversible des gens confrontés aux problèmes de la vie quotidienne et qui les supportent mal par manque de courage et de volonté. Citons parmi ses plus beaux fleurons: le librium, le valium, le mogadon, le librax, le limbitrol... et enfin le rohypnol, dernier né de la série des tranquilisants qui n'est en fait que le frère jumeau du Mogadon auquel on a ajouté un peu de fluor. Cette pratique permet de mettre sur le marché une nouvelle spécialité avec l'espoir qu'elle connaitra la faveur des prescripteurs peu regardants: Ainsi on continuera à vendre du Mogadon comme par le passé mais le chiffre d'affaires sera conforté par la spécialité nouvelle aux propriétés strictement identiques... à cela près que le dosage est différent et que le laboratoire a choisi ce dosage en exploitant un effet secondaire: la somnolence qui ne s'observe pas habituellement aux doses tranquilisantes. De ce fait, le rohypnol devient un puissant hypnotique.

Peut-on raisonnablement penser que ces pratiques de laboratoires se déroulent uniquement en Suisse?

D'après Luis Gonzáles-Mata (Les vrais maitres du monde — Grasset 1979), qui dresse une longue liste d'affaires de "pots de vin" restées sans suite, des sommes fabuleuses ont transité sur des comptes à numéros en Suisse. Dans cette liste, on trouve (comme par hasard) quelques laboratoires étrangers: Merck —3 millions sept cent mille dollars — Scherring: 1 million 100.000 dollars — Squibb: 1 million neuf cent mille dollars.

On peut se poser la question: vers quelles destinations sont allées ces sommes considérables?

Les pots-de-vin à l'échelle internationale et nationale constituent un moyen d'emporter la décision pour un marché juteux (mais lequel?) en parvenant ainsi à convaincre les décideurs bien plaçés.

Il est bien connu dans les administrations des douanes et des impôts, à l'étranger comme en France, que celles-ci acceptent les sorties de fonds et la déduction de ces frais généraux assez particuliers afin de favoriser la balance du commerce extérieur.

La collusion entre laboratoires, banques et organismes d'état semble évidente. Leurs actions semblent toutes converger vers un même but: l'exploitation de l'ignorance et de la naiveté des citoyens qui, par tradition, leur accordent une confiance à toute épreuve que n'entament jamais les mensonges politiques, bancaires ou pharmaceutiques, pourtant évidents à l'épreuve du temps.

Le citoyen-consommateur se retrouve triplement "floué": Trompé fort souvent par un système ou parti politique, sa déception sera grande tôt ou tard entrainant amertume et un désinterêt profond pour la chose publique.

Trompé par les banques et les opérateurs boursiers, la désillusion financière éprouvée entrainera sa ruine et parfois son suicide (Krachs financiers-Escroqueries en tous genres-Taux d'interêts prohibitifs, etc... etc...)

Trompé par les laboratoires quant à l'efficacité ou l'innocuité des médicaments proposés, il perdra sa santé ou la vie...

Ainsi le citoyen-consommateur sert-il seulement à favoriser, sans s'en rendre compte, les interêts financiers de cette "triade oligarchique" qui utilisera l'argent acquis pour peser un peu plus sur sa vie politique, financière, culturelle et sa vie tout court au plan de la santé.

C'est ainsi qu'à l'aube du 21 ème siècle, l'individu averti se rend compte avec effroi qu'il a perdu l'essentiel de ses libertés et qu'il est manipulé par une dangereuse conspiration pharmaco-politicienne.

CHAPITRE V

DES MÉDECINES SANS CONSÉQUENCES IATROGÈNES

Si l'on abandonne la médecine allopathique devenue trop dangereuse par sa prescription de médicaments à base de substances chimiques de synthèse, vers quelles autres médecines se tourner?

Elles sont nombreuses et efficaces sans conséquences iatrogènes.

Evidemment, si vous vous trouvez en danger de mort, vous devez faire appel à la médecine allopathique qui constitue la médecine d'URGENCE.

Mais en cas d'affections au long cours et si vous voulez bien prendre le temps de GUERIR, il vaut mieux adopter l'une des médecines suivantes, seule ou en association.

HOMEOPATHIE
ORGANOTHERAPIE
AROMATHERAPIE
PHYTOTHERAPIE
LITHOTHERAPIE DECHELATRICE
OLIGOTHERAPIE
AURICULOTHERAPIE
ACUPUNCTURE
THALASSOTHERAPIE
OXYGENOTHERAPIE
OZONOTHERAPIE
REFLEXOTHERAPIE
RADIO-THERMOTHERAPIE
etc... etc..

tout en vous soumettant à une saine observation de certaines règles de diètétique et en adoptant un mode de vie conforme à votre tempérament. Les résultats seront souvent spectaculaires, dépassant vos espérances, dans bien des cas.

L'organisation Mondiale de la santé, elle-même, qui pèse de tout son poids sur l'ensemble de la médecine allopathique à l'échelon international, parait s'en détourner plus ou moins et prôner un retour à des médecines plus naturelles.

C'est ainsi qu'un organisme aussi sérieux a envoyé en 1979 et 1980 des équipes de recherche dans des pays comme l'afrique ou l'amérique du sud et l'asie afin d'étudier les produits naturels végétaux et autres utilisés par des non-médecins, en l'occurence des sorciers, ou par ceux, qui sans être médecins, pratiquent une médecine empirique.

De nombreuses substances naturelles et diverses pratiques thérapeutiques empiriques furent, de la sorte, reconnues bénéfiques.

Le résultat de ces constatations n'a pas manqué de mettre mal à l'aise, on s'en doute, les médecins et les laboratoires du monde entier.

C'est également l'Organisation Mondiale de la Santé qui a chaudement recommandé l'emploi des «placebo», c'est à dire la prescription de substances n'ayant aucun pouvoir actif.

SEPT MÉTHODES THÉRAPEUTIQUES DOUCES ET EFFICACES

* HOMÉOPATHIE
* PHYTOTHÉRAPIE
* AROMATHÉRAPIE
* GEMMOTHÉRAPIE
* OLIGOTHÉRAPIE
* LITHOTHÉRAPIE
* ORGANOTHÉRAPIE

QUELLE EST VOTRE ESPERANCE DE VIE?

Nous avons appris par les expériences de LEONARD HAYFLICK, qu'en principe, elle est inscrite dans vos gènes pour 120 ans.

Mais qu'en est-il actuellement, en fait?

La durée moyenne de vie était de:

18 ans au temps des CESARS
25 ans au siède de LOUIS XIV
43 ans en 1853
48 ans en 1891
50 ans en 1910
65 ans en 1951
68 ans et deux mois, en 1971
70 ans en 1978.

Il y a lieu de faire une distinction suivant qu'il s'agit d'un homme ou d'une femme. En règle générale, les femmes ont une espérance de vie plus longue que les hommes: 5 ans, au moins.

D'après l'organisation mondiale de la Santé, c'est le SUEDOIS qui possède la plus grande espérance de vie: 71 ans et 8 mois. La NORVEGIENNE: 76 ans et 9 mois.

Au CANADA, les hommes peuvent espérer vivre 69 ans et I mois, et les femmes 75 ans et 7 mois.

En BELGIQUE, 67 ans et 7 mois et 73 ans et 9 mois.

En ALLEMAGNE FEDERALE, 67 ans et 7 mois et 73 ans et 9 mois.

En ITALIE, 68 ans et 4 mois et 74 ans.

En SUISSE, 70 ans et 3 mois et 75 ans et 9 mois.

En FRANCE, 71 ans et 7 mois et 76 ans et 6 mois.

Si par exemple, au moment où vous lisez cet ouvrage, vous avez 65 ans, vous pouvez espérer vivre 20 ans de plus, en théorie.

Si vous êtes âgés de 75 ans, vous avez franchi un cap important et il est possible que vous arriviez à l'âge de 86 ans et demi.

Si vous avez entre 80 et 85 ans, vous dépasserez fort probablement 91 ans.

Evidemment, ces probabilités ne sont valables que si vous êtes en bonne santé et qu'aucune maladie grave ne vienne perturber le cours de votre longévité.

Si vos parents ont vécu au-delà de 70 ans, à cette espérance de vie, vous pouvez ajouter 1 an pour les 5 ans de plus vécus par votre père au-delà de 70 ans.

Si vous êtes mariés, ajoutez 5 ans à vos 65 ans. Non mariés, retranchez les.

Si vous vivez dans une petite ville ou à la campagne, ajoutez 4 ans. Si vous habitez une grande ville, retranchez 2 à 3 ans.

Si vous faites de l'exercice d'une façon modérée, ajoutez 3 ans; d'une manière énergique, 5 ans.

Si vous êtes placide et accommodant, ajoutez 5 ans; nerveux et agressif, déduisez 5 ans.

Si vous êtes sobre, ajoutez 5 ans. Dans le cas contraire, déduisez 5 à 10 ans.

Etes-vous fumeurs? Si vous consommez 1/2 à 1 paquet de cigarettes par jour, déduisez 3 ans; plus d'un paquet, déduisez 5 ans.

En résumé, si vous avez 65 ans, que vous êtes mariés, si votre père a vécu au-delà de 70 ans, que vous habitez une petite ville, si vous n'êtes par nerveux, si vous ne fumez que 20 cigarettes par jour et que vous ne consommez pas d'alcool, votre espérance de vie est de: 85 ans. Toutefois, étant donné les agressions subies ou à subir du fait de la société, ce chiffre est à réviser en baisse sensible.

D'où la démonstration de la part importante jouée par votre psychisme et votre faculté d'adaptation dans le processus de longévité.

Connaissant votre espérance de vie théorique, comment arriver par des méthodes thérapeutiques naturelles, à préserver cette espérance de vie, ou mieux, à prolonger votre longévité et éviter les maux du troisième âge?

Elles sont nombreuses. Il serait fastidieux de les énumérer toutes.

Toutes ont cependant un point commun: au service de l'homme par ceux qui les ont inventées, elles guérissent ou demeurent dans la pire éventualité, inoffensives, sauf une seule: l'ALLOPATHIE, c'est-à-dire la médecine qui consiste à soigner les contraires par les contraires, en l'occurrence la médecine officielle.

L'HOMEOPATHIE

L'Homéopathie, grâce à SAMUEL HAHNEMANN, entre 1790 et 1835, s'attacha, heureusement, au second principe, si longtemps négligé.

Ce dernier, après de multiples expériences réalisées sur lui-même, formula la conclusion suivante: toute substance, susceptible de déterminer chez l'homme sain, certaines manifestations, est susceptible, chez l'homme malade, de faire disparaître des manifestations analogues.

Il formula un second principe: il faut diluer au maximum la substance en question. Plus on porte loin la dilution, a écrit HAHNEMANN, plus l'action médicinale paraît acquérir de rapidité et devenir pénétrante. La dose infinitésimale présente un avantage important; elle éloigne considérablement la dose thérapeutique de la dose toxique.

Enfin, HAHNEMANN exprima formellement la loi suivante: il n'y a pas des maladies mais des malades. Aucun malade ne ressemble totalement à un autre.

Les succès enregistrés par la méthode homéopathique sont innombrables et cependant, elle n'est pas officiellement enseignée en FRANCE. Deux mille docteurs en médecine, ayant conquis leur diplôme se sont pourtant tournés vers cette thérapeutique et l'appliquent.

Six millions de personnes malades sont ainsi traitées chaque année. Il s'agit là d'un chiffre considérable de malades déçus par la médecine traditionnelle et qui ne fait que croître.

«*La souris piquée par un scorpion, mange le scorpion et guérit.*»

«*PARACELCE, précurseur de l'Homéopathie oppose à la thérapeutique par les contraires, la thérapeutique par les semblables, similitude entre plantes et maladies. Par exemple, feuilles à plusieurs lobes pour le foie... etc. etc.*

LA PHYTOTHERAPIE

De tous temps l'être humain a emprunté à la nature, à son environnement, les moyens de se soigner. Les premiers documents parlant de phytothérapie remontent à 4.000 ans avant Jésus-Christ.

Soigner par les plantes est un art de guérir, vieux comme le monde.

La Phytothérapie telle qu'on la concevait et appliquait jadis par l'administration des principes actifs contenus dans les plantes sous forme de tisanes et décoctions était déjà une médecine douce et efficace, quoiqu'empirique.

Elle est devenue maintenant une médecine scientifique grâce aux recherches effectuées en laboratoire, en particulier depuis l'année 1970 qui vit la création de la Société Française de PHYTOTHERAPIE et d'AROMATHERAPIE, créée par le Docteur VALNET.

Il existe aujourd'hui des moyens scientifiques pour découvrir quelle plante est appropriée à soigner telle ou telle maladie. Grâce à des analyses extrêmement poussées, il est loisible maintenant de déterminer avec la plus grande précision quels sont les principes actifs et curatifs contenus dans chaque plante étudiée.

C'est ainsi que sont cultivés dans des boîtes spéciales appelées boîtes de PETRI, des microbes de différentes espèces. On pose alors de minuscules pastilles imprégnées d'un ou de plusieurs produits isolés de la plante dans les boîtes. Il est possible de la sorte de se rendre compte si les microbes sont tués ou non. Si le germe est tué, on a alors la certitude que l'extrait de plante peut supprimer la maladie dont les microbes sont la cause.

Certaines plantes agissent spécifiquement sur un organe car il existe une analogie profonde entre leur composition et celle de notre organisme.

On avait eu trop tendance, devant les progrès de la CHIMIOTHERAPIE, à considérer la PHYTOTHERAPIE comme une thérapeutique périmée. La médecine officielle semble avoir eu tort de s'en éloigner complètement, mais semble vouloir y revenir depuis quelque temps, se rendant compte de son erreur.

En fait, bien des médicaments chimiques sont tirés de substances végétales dont on a retiré le principe apparemment actif. Or, les produits ainsi obtenus sont des corps morts et non des produits pleins de vie, en cours d'évolution comme la plante entière. Une plante est pleine d'énergie, alors qu'un produit isolé on reconstitué chimiquement, est vidé de son énergie.

Pour obtenir une action thérapeutique bénéfique, une seule plante ne peut être suffisante. Il faut savoir les mélanger en de justes proportions. Nos ancêtres savaient le faire.

On voit mal en 1988, les habitants des grandes villes qui ont perdu la notion et la connaissance des plantes bienfaisantes, aller les ramasser dans la campagne. Il est vrai qu'ils peuvent se les procurer chez un herboriste. Toutefois, préparer des tisanes et des décoctions, nécessite du temps dont ils ne disposent pas, bien souvent. Enfin, beaucoup de personnes n'aiment pas prendre des tisanes et des décoctions. Dans l'esprit de la majorité, prendre des tisanes, signifie être vieux avant l'âge. C'est bon pour les vieillards.

Si donc, vous estimez que ramasser des simples ou les acheter, préparer des tisanes et les boire est trop compliqué, vous pourrez faire appel à l'AROMATHERAPIE.

L'AROMATHERAPIE

L'AROMATHERAPIE est la manière de traiter les maladies par les aromates ou essences naturelles de plantes.

Les essences de plantes sont extraites suivant des techniques très variées, soumises à un contrôle rigoureux. Il faut environ 100 kilos de plantes pour retirer entre 3 et 500 grammes d'essence, suivant leur variété.

Le pouvoir d'action de ces essences est très puissant: l'essence de THYM détruit en deux minutes le bacille de la Fièvre typhoide, en 4 minutes celui de la Diphtérie, en une demi-heure, le bacille de KOCH.

Alors que la STREPTOMYCINE est seulement bactériostatique à 1/500.000, c'est-à-dire s'oppose au développement du microbe, mais ne le tue pas, l'essence de MENTHE détruit, à la dose de 1/25 000 le bacille de KOCH. Il en est de même pour l'essence de GIROFLE.

Utilisées par la voie digestive, ces essences absorbées par les muqueuses passent rapidement dans le sang, qui les diffuse dans les cellules de l'organisme, saines et malades. Les saines sont renforcées. Les secondes fortifiées contre les toxines. L'organisme se rétablit. La pénétration se fait à l'intérieur de la cellule: si un VIRUS l'a investie, il ne pourra plus évoluer. Il sera détruit.

Ainsi par l'AROMATHERAPIE, l'on ne se préoccupe pas de l'agent pathogène, microbe, virus, ou champignon, l'on agit par une modification du terrain, selon la théorie de CLAUDE BERNARD, en éliminant les conditions favorables au développement de l'agent pernicieux.

Il doit exister un équilibre permanent entre l'acidité et l'alcalinité du plasma sanguin.

Si l'alcalinité l'emporte, c'est l'apparition de différentes maladies: TUBERCULOSE – DERMATOSES – ASTHME – DESEQUILIBRES ENDOCRINIENS – ANOXEMIE – ETATS ANXIEUX. Toutes les substances défavorables à la vie se rencontrent en milieu alcalin.

Toutes les essences possèdent un PH acide. Or tous les agents infectieux ne se développent qu'en milieu alcalin.

Qu'est-ce que le PH?

Le PH définit la concentration en ions acides d'une solution. Une solution acide présente un PH inférieur à 7; alcaline, un PH supérieur à 7. La neutralité est dite PH 7. Le sang présente un PH entre 7,35 et 7,40. L'urine entre 5,8 et 6,2.

Dans l'Antiquité, les EGYPTIENS se servaient déjà d'essences de plantes. De tous temps, les guérisseurs les ont utilisées avec succès, mais leur fabrication n'était pas aussi surveillée que maintenant.

L'emploi des huiles essentielles est très simple puisqu'il suffit d'en verser quelques gouttes sur un morceau de sucre, dans un peu d'eau ou dans un jus de fruit.

Les essences ont des vapeurs de densité élevée, donc de tension superficielle proportionnelle. Elles pénètrent dans les différents tissus sans déterminer aucune lésion. Elles se dissolvent dans les graisses, mais elles-mêmes les dissolvent.

Une centaine d'essences aromatisques sont actuellement employées d'une manière courante: CANNELLE – THYM – CYPRES – MENTHE – GIROFLE – EUCALYPTUS – ROMARIN – THUYA – SARRIETTE – etc. etc.

Les essences sont vivantes. On a découvert dans la plupart des essences des produits apparentés aux hormones végétales. Les essences sont donc aux végétaux ce que les sécretions endocrines sont à l'organisme humain. Ce sont donc de véritables extraits physiologiques naturels, doués d'une extrême diffusibilité dans le sang ou les organes.

C'est pourquoi la CARTE PATHOLOGIQUE couverte par l'AROMATHERAPIE EST EXTREMEMENT VASTE.

Par les essences de plantes, on peut soigner tous les états infectieux:

INFECTIONS pulmonaires
INFECTIONS intestinales
INFECTIONS utérines
INFECTIONS urinaires
SINUSITES et RHINO-PHARYNGITES
TROUBLES HEPATIQUES
TROUBLES DE LA CIRCULATION
AFFECTIONS DE LA PEAU: ZONA – PSORIASIS – ECZEMAS.
TUBERCULOSE
ARTHROSE
RHUMATISME
DIABETE
ASTHENIE PHYSIQUE, intellectuelle, sexuelle.
TROUBLES DE L'OSSIFICATION
SENESCENCE
DIFFERENTES TUMEURS MALIGNES.

Cette liste n'est pas limitative.

Des recherches récentes ont permis de découvrir que l'huile essentielle d'une plante que vous connaissez bien puisque vous en avez acheté quelquefois chez votre fleuriste, empêche la destruction des cellules nerveuses de votre cerveau. Ainsi donc, il vous est désormais possible de conserver dans vos vieux jours un cerveau aussi fonctionnel qu'à 35 ou 40 ans. Il vous suffira d'absorber tous les jours 10 gouttes de cet extrait. Cela semble miraculeux et pourtant, c'est vrai, grâce à l'AROMATHERAPIE.

LA PHYTO-GEMMOTHERAPIE

Certains chercheurs, au cours de ces dernières années, se sont intéressés à développer une nouvelle branche de la PHYTOTHERAPIE, la PHYTO-GEMMOTHERAPIE.

En botanique, la GEMMATION désigne la formation et le développement des BOURGEONS. A ce stade de la vie d'une plante en pleine division cellulaire, on constate un concentration des principes vitaux, de biocatalyseurs dans un arrangement et un dynamisme spécifiques de la plante considérée: concentration et dynamisation naturelles qui améliorent les vertus thérapeutiques à utiliser.

La GEMMOTHERAPIE est la thérapeutique, qui dans le cadre du drainage, utilise des macérats à partir de bourgeons frais en voie de croissance.

Ce drainage biothérapique a pour but de faciliter les efforts de désintoxication de l'organisme. Il entraîne les déchets vers l'organe qui les éliminera vers l'extérieur. Il intéresse donc non seulement l'organe ou le tissu fonctionnant comme émonctoire (FOIE – REIN – INTESTIN – POUMON – PEAU) mais aussi les liquides organiques (SANG – LYMPHE) qui véhiculent les déchets, et aussi les éléments nerveux, assurant la régulation des cellules excrétrices.

Le Promoteur de la méthode est le Docteur POL HENRY de BRUXELLES.

Ce sont les Docteurs MAX TETAU et JULIAN, qui en FRANCE, ont expérimenté la méthode avec des résultats cliniques probants, faisant ainsi considérablement progresser cette thérapeutique.

La GEMMOTHÉRAPIE donne d'excellents et spectaculaires résultats dans des maladies telles que:

L'ARTHROSE.
L'ASTHME.
L'ARTHRITE.
Les TROUBLES de la circulation artérielle.
La GOUTTE.
Les TROUBLES de la circulation veineuse.
L'EMPHYSEME.
Les TROUBLES cardiaques.
L'ALLERGIE.
Les AFFECTIONS PULMONAIRES.

L'OLIGOTHERAPIE

Il s'agit un traitement par les OLIGO-ELEMENTS, substances jouant dans l'organisme un rôle de première importance au cours des processus biologiques.

Ces substances sont des BIOCATALYSEURS. La CATALYSE est un phénomène chimique provoqué par une substance qui augmente la vitesse d'une réaction chimique, sans que cette substance soit modifiée par cette réaction.

Qu'est ce que la BIOCATALYSE?

C'est l'action de catalyseurs dans les tissus vivants où ils favorisent les réactions chimiques indispensables à la vie.

Quels sont ces CATALYSEURS?

La présence de nombreux métaux et métalloides à doses infimes, a été constatée dans le corps humain: FOIE – PANCREAS – SANG – GLANDES ENDOCRINES... etc.

Il s'agit de: COBALT – ZINC – CUIVRE – IODE – MANGANESE – SELENIUM – ARSENIC – CALCIUM – BROME – FER-LITHIUM etc. etc.

Certains de ces éléments chimiques nécessaires à l'organisme peuvent soit être absents, soit être bloqués et ne pas remplir leur fonction de participation aux réactions des enzymes qui contrôlent les mécanismes du métabolisme des cellules et des tissus.

Les OLIGO-ELEMENTS ont une triple action:

CATALYTIQUE, permettant l'activation des réactions chimiques.

SPECIFIQUE, par un effet anti-toxique et bactéricide.

DIASTASIQUE, par la modification des phénomènes de défense de la respiration, de la nutrition, etc.

Enfin, ils agissent comme modificateur de terrain.

Par l'administration d'OLIGO-ELEMENTS, on arrive à soigner et guérir:

Certains ASTHMES.

Certains TROUBLES DIGESTIFS.

Les ECZEMAS et URTICAIRES.

Certains RHUMATISMES, la GOUTTE.

La plupart des états infectieux tels que:

RHINO-PHARYNGITES – RHUMES – GRIPPES.

INFECTIONS INTESTINALES et URINAIRES.

Les MALADIES DE LA PEAU.

Egalement, les NEVRITES, les troubles circulatoires de la MENOPAUSE, les TROUBLES PSYCHIQUES à caractère anxieux, l'ARTHROSE, toutes les maladies dégénératives.

En résumé, pratiquement toutes les maladies.

LA LITHOTHERAPIE DECHELATRICE

De nombreux troubles pathologiques ont pour origine un déficit enzymatique provoquant des déviations métaboliques.

Ces déficits sont de deux sortes:

Ou bien il s'agit de l'absence totale dans l'organisme de l'enzyme indispensable; ou bien, l'enzyme est présent mais inactivé, par non intervention de l'ion métallique indispensable à son action.

Le Docteur MAX TETAU, Président de la SOCIETE MEDICALE DE BIOTHERAPIE, écrivait dans les cahiers de BIOTHERAPIE: «On connait bon nombre de cas où une maladie a théoriquement pour base une carence en ions métalliques et où pourtant le dosage de ces ions se révèle tout à fait normal. Par exemple, la plupart des tétanies ont des chiffres de Phosphore et de calcium sanguins normaux. Dans l'ostéoporose, le bilan phosphocalcique est normal. Le Spasmophile comme l'Ostéoporotique reçoivent une ration alimentaire suffisamment riche en calcium et en phosphore, et pourtant, tout se passe comme s'il manquait ces deux minéraux à ces malades.

La tendance médicale classique est d'augmenter considérablement ces doses jusqu'à 1 gramme par jour, alors que l'on sait bien que l'organisme réagira en rejetant cet excès de calcium et de phosphore.

Une simple analyse logique du phénomène devrait pourtant amener le médecin à concevoir que si un malade fait des troubles qui, physiologiquement, s'expliquent par un manque de calcium et de phosphore, alors que son organisme en reçoit assez, en contient assez, c'est qu'il ne peut pas utiliser les ions en question. C'est donc qu'à ce niveau, il y a un BLOCAGE.

Ce BLOCAGE d'ions métalliques porte le nom de chélation. Les ions indispensables sont séquestrés, chélatés, prisonniers et donc retirés du métabolisme actif.

Ces processus de chélation des ions métalliques et métalloidiques ne sont pas des phénomènes exceptionnels. Ils sont, au contraire, extrêmement fréquents, car ils sont une des conséquences de la Pollution dont est victime notre monde moderne. La saturation de l'air que nous respirons en substances de déchets et en soufre —le soufre étant un élément chélateur— la présence dans les aliments que nous ingérons de traces de pesticides, d'insecticides organiques, fournit un apport excessif de chélateurs.

De même, la très grave pollution que représente une chimiothérapie excessive aboutit à la constitution de chélates métalliques et par-là même, à des troubles métaboliques graves.

Les quantités excessives et répétées de tranquillisants, d'antibiotiques, d'analgésiques, somnifères, corticoides, de sulfamides, de diurétiques, consommées par le public, multiplient les agents chélateurs et enrichissent la pathologie iatrogène.

Pourquoi utiliser les minéraux et roches naturels plutôt que la substance chimique isolée?

Le Docteur MAX TETAU poursuit: «Pour nous, l'emploi de roches et minéraux dilués et dynamisés se justifie dans la mesure où il y a une analogie structurale cristalline entre le minéral et le chélate d' où il s'agit de libérer l'ion métallique.»

Le domaine d'application thérapeutique de la LITHOTHERAPIE DECHELATRICE est très vaste et recouvre pratiquement tous les grands chapitres de la pathologie moderne.

Par la LITHOTHERAPIE, on soigne et guérit:

L'ARTHROSE.
Les ETATS DEPRESSIFS, surtout ceux de longue durée.

Les TROUBLES GASTRO-INTESTINAUX.
Les AFFECTIONS CARDIO-VASCULAIRES.
Les AFFECTIONS DERMATOLOGIQUES.
Les AFFECTIONS GENITO-URINAIRES.
etc. etc.

Il y a lieu de faire une mention toute particulière pour l'action thérapeutique extraordinaire de la LITHOTHERAPIE dans les cas de dépressions nerveuses. Certes, la médecine traditionnelle utilise le LITHIUM. Or il s'est révelé que le LITHIUM est à dose pondérale toxique pour le REIN et que le traitement doit être poursuivi durant toute la vie du malade. Cet inconvénient peut être évité par la LITHOTHERAPIE DECHELATRICE, à faible dose, pour ne pas dire infinitésimale et donc sans danger.

De plus, l'administration de LITHIUM à dose pondérale, prescrite par la médecine allopathique dans les asiles psychiatriques et maisons de repos, fait prendre beaucoup de poids aux femmes, en particulier.

Il n'en est pas ainsi grâce à la LITHOTHERAPIE, puisqu'elle est fréquemment prescrite adjointe à la PHYTOTHERAPIE dans le traitement des cas d'obésité. En l'occurrence, elle sert là d'adjuvant à la cure phytothérapique pour éviter qu'une perte trop importante de poids ne débouche sur une dépression, comme c'est souvent le cas par la méthode allopathique.

Combien de femmes, voulant maigrir, ayant fait un traitement comportant des modérateurs d'appétit, ont effectivement perdu des kilos, mais se sont retrouvées en maison de repos, avec une dépression nerveuse grave.

L'ORGANOTHERAPIE

L'ORGANOTHERAPIE est la thérapeutique qui agit sur les différentes glandes et tissus du corps humain pour en redresser le fonctionnement perturbé par l'administration d'extraits glandulaires et tissulaires homologues dilués et dynamisés.

La médecine courante utilise des poudres d'organes à dose pondérale, soit des hormones isolées de la glande ou élaborées par synthèse. C'est ce que l'on appelle OPOTHERAPIE. Cette thérapeutique est dangereuse. Un simple exemple vous le fera comprendre:

Si l'on donne à un malade souffrant d'insuffisance thyroïdienne, de l'extrait thyroïdien à 0,20 g, on fait de l'OPOTHERAPIE. On court-circuite la thyroïde, la mettant hors fonction par l'extrait hormonal exogène. Si la thyroïde du malade a une chance de refonctionner un jour, cette possibilité de guérison disparaît dans le cadre de cette thérapeutique massive.

Par l'ORGANOTHERAPIE à dose infime, au contraire, on stimule la thyroïde qui peut reprendre ainsi une activité proche de la normale.

L'ORGANOTHERAPIE repose sur deux principes:

1.°) L'ORGANE agit sur l'organe.

L'organe malade est effectivement sensible, électivement sensible à son homologue sain. Il s'agit là d'un ménanisme immunopathologique représentant un cas particulier de la théorie générale des auto-anti-corps. L'intestin sera soigné par des extraits dilués d'intestin; le pancréas, par du tissu pancréatique... etc. etc.

2.°) Les basses dilutions d'organes sont excitatrices; les hautes dilutions freinatrices; les moyennes dilutions, régulatrices.

Il serait trop long d'exposer ici le mode d'action des médicaments organothérapiques. Je vous conseille de lire l'ouvrage des Docteurs BERGERET et TETAU, qui ont donné une impulsion nouvelle à cette méthode, intitulé: L'ORGANOTHERAPIE DILUEE ET DYNAMISEE – Editions MALOINE.

Sachez que le champ d'application de cette thérapeutique est très important et que l'on peut soigner et guérir:

Les TROUBLES HEPATO-BILIAIRES.
Les GASTRITES et ULCERES GASTRO-DUODENAUX.
L'ASTHME et l'EMPHYSEME.
Toutes les formes d'ARTHROSE.
L'OBESITE.
L'HYPERTENSION ARTERIELLE.
Les TROUBLES CARDIAQUES.
L'ASTHENIE CEREBRALE.
L'INSOMNIE.
Les LITHIASES RENALES.
La SENESCENSE.

Il y a lieu de souligner que cette thérapeutique donne des résultats extraordinaires en particulier dans les INSOMNIES et la CONSTIPATION CHRONIQUE.

Ainsi, nous venons de le voir, par l'une ou l'autre de ces thérapeutiques, ou par l'association de plusieurs, suivant les maux qui vous accablent, vous possèderez en y recourant la possibilité de les soulager ou de les faires disparaître, SANS DANGER, pour votre organisme. C'est cela qui est très IMPORTANT.

«Laissez faire un peu la Nature: elle connaît mieux ses affaires que nous» (Montaigne).

LES NOUVEAUX VACCINS

LES VACCINS CONTRE L'HEPATITE B UNE MISE EN GARDE

Le principe vaccinal fut découvert par le médecin anglais Jenner et repris à son compte par Louis Pasteur.

La vaccination marque l'avènement de la prévention des maladies infectieuses basée sur une méthode empirique. Elle constitue l'une des plus importantes erreurs médicales du siècle. La médecine allopathique institutionnelle, se voulant préventive a suivi les yeux fermés les conclusions hâtives et non-fondées ainsi que les expérimentations truquées d'un chimiste, non-médecin et non-biologiste nommé Louis Pasteur.

On commence à savoir aujourd'hui seulement, cent ans après son décès, que le génial Pasteur, considéré comme une gloire nationale et un bienfaiteur de l'humanité, a plagié nombre de ses contemporains médecins, volé leurs travaux et triché lors de ses diverses expérimentations. Après avoir durant toute son existence, prôné la génération spontanée, à la fin de sa vie, il s'empara des travaux du Professeur Antoine Béchamp qui démontraient le contraire et passa son temps à l'humilier.

Les expérimentations réalisées à Pouilly le Fort (maladie du charbon) étaient truquées. On le sait par l'aveu, après son décès, de deux de ses collaborateurs, Roux et Chamberland, devant l'Académie des Sciences. En ce qui concerne la rage et l'inoculation d'un vaccin au jeune Meister mordu par un chien, ce qui fit sa célébrité, l'on sait aujourd'hui que le chien n'était pas enragé et qu'il avait mordu cinq autres personnes qui, non vaccinées, survécurent toutes. Et pour cause !!!

On sait aussi que Pasteur amassa une fortune considérable et n'était préoccupé que par l'argent et les honneurs. Sa légende a été créée de toutes pièces par le régime républicain et les médias de l'époque.

Ce qui peut paraître incompréhensible c'est que la médecine allopathique ait suivi les conclusions farfelues d'un non-médecin sans aucune discussion.

Les données actuelles de l'immunologie moderne vont absolument à l'encontre des travaux de Pasteur et une grande majorité du corps médical et scientifique les conteste.

Cependant, les médecins continuent à vacciner pour fidéliser leur clientèle et percevoir des honoraires, respecter les lois qui ont institué en France, quatre vaccinations obligatoires, et par crainte d'un blâme du Conseil de l'ordre.

L'acte vaccinal est une hérésie et un acte contre-nature. Par l'application de ce principe, on fait des individus de véritables réservoirs à virus et nul ne peut savoir ce que ces entités deviennent dans un organisme du fait des recombinaisons qui peuvent survenir et donner naissance à un virus hybride, comme le HIV, par exemple.

L'introduction de virus vivants ou atténués (donc susceptibles de reprendre leur virulence) provoque chez les vaccinés un affaiblissement considérable de leur système immunitaire, ouvrant ainsi la voie à diverses affections gravissimes et incurables.

En ce qui concerne le vaccin contre l'hépatite B, il est de mon devoir de mettre en garde le lecteur de cet ouvrage. L'Organisation Mondiale de la Santé s'est mise en tête d'éradiquer cette affection ainsi qu'elle l'a fait pour la variole jadis, d'ici 2010, en vaccinant tous les habitants de la planète. Les chiffres de cas d'hépatite B, en France, et dans le monde, sont volontairement gonflés afin de provoquer une panique qui doit permettre aux fabricants de vaccins de réaliser de prodigieux bénéfices, dont une partie servira à payer les campagnes électorales de chefs d'états et de ministres de la santé, ainsi que cela est la coutume depuis longtemps déjà, sans que cela se sache nécessairement...

En 1981, Pasteur Vaccins mettait sur le marché l'Hevac B, vaccin préparé à partir d'une fraction antigénique virale non infectante obtenue à partir de plasmas humains provenant de porteurs sains de l'antigène HBs.

A l'époque, aucune mesure particulière n'étant prise pour détecter le virus du sida dans le plasma, il est plus que probable que certains des plasmas utilisés contenaient ce virus et que par conséquent, la vaccination contre l'hépatite B a provoqué des cas de sida.

Aucune action indésirable n'était signalée dans le Vidal.

En 1989, Pasteur-Mérieux vaccins, devenue filiale de Rhône-Poulenc, a mis sur le marché un vaccin produit par génie génétique à partir de cellules cancéreuses immortelles d'ovaires de hamsters. Les effets indésirables signalés sont les suivants : Réactions locales : douleurs dont la fréquence est de 20 à 32 pour cent.

Induration dont la fréquence est d'environ 10 pour cent.

Réactions générales : fièvre, myalgies dont la fréquence est de moins de 1 pour cent.

Pour des raisons peu claires, ce n'est pas ce vaccin français qui a été choisi par Madame Veil et Monsieur Douste-Blazy afin de vacciner, à l'automne 1994, 500.000 élèves de 6ème (première injection) et 300.000 (deuxième injection) ainsi que les 10 à 15 pour cent qui ont été vaccinés par leur médecin de famille. En juin 1994, 1 million 100.000 doses d'Engerix B avaient été livrées à l'Education Nationale par le laboratoire américain Smith-Kline-Beecham, dont le centre de production se trouve à Rixensart, en Belgique.

Ce vaccin est également produit par génie génétique sur levure Saccharomyces cerevisiae. Il a été mis sur le marché en 1989.

Apparemment, il semble moins dangereux que le Genhevac B de Pasteur-Mérieux Sérums et Vaccins.

Sur le Vidal, les actions indésirables signalées sont les suivantes : les réactions locales les plus souvent rapportées sont : une légère douleur locale transitoire, un érythème et une induration au site de l'injection. Ces réactions sont habituellement légères et régressent généralement dans les deux jours suivant la vaccination. Des réactions générales telles que fièvre, céphalées, nausées, vertiges et fatigue ont quelquefois été rapportées, comme avec les autres vaccins.

J'ai voulu en savoir davantage. Je me suis procuré clandestinement un dossier constitué par les laboratoires Smith-Kline-Beecham. Dans ce dossier, on peut lire : *«ont été rarement rapportées : des plaintes systémiques telles que fatigue, syndrome pseudo-grippal (fièvre, céphalées, douleurs, arthralgies, myalgies, vertiges, parésthésie, rash, prurit, des troubles gastro-intestinaux tels que nausées, diarrhées, douleurs abdominales, vomissements, anomalies des tests fonctionnels hépatiques). Ces effets sont généralement modérés et transitoires. Très rarement, ont été observés des symptômes évocateurs de broncho-spasme ou d'autres effets systémiques tels que : syncope, arthrite, lymphadénopathie. Exceptionnellement, une anaphylaxie, des cas d'hypotension, de paralysie, neuropathie et néphrite, y compris syndrome de Guillain-Barré, névrite optique, sclérose en plaque, un oedème de Quincke et un erythème multiforme, encéphalite, encéphalopathie, méningite, vascularite, maladie sérique.»*

Ainsi, on le constate on est loin des actions indésirables signalées dans le Vidal et sur la notice jointe à la dose.

COMMENTAIRES A PROPOS DE CES ACTIONS INDESIRABLES SIGNALEES PAR LE LABORATOIRE SMITH-KLINE-BEECHAM

- Réaction anaphylactique : (allergie subite, souvent mortelle en l'absence de moyens de réanimation intensive sur place et totalement imprévisible), ce qui explique pourquoi ces vaccins sont pratiqués sans la moindre précaution, à la chaîne, dans tous les collèges de France, comme dans tous les cabinets médicaux...

- Fatigue, fièvre, malaise, syndrome pseudo-grippal.
- Vertiges, céphalées, paresthésies.
- Nausées, vomissement, diarrhées, douleurs abdominales.
- Anomalies des tests fonctionnels hépatiques (hépatite réelle déclenchée par le vaccin).
- Arthralgie (douleurs articulaires), myalgies (douleurs musculaires).
- Maladie sérique (genres de leucémies).
- Rasch, prurit, urticaire.
- Syncope, hypotension.
- Paralysie, neuropathie.
- Névrite, y compris syndrome de Guillain-Barré (hémiplégie de cause dite inconnue), névrite optique (on devient aveugle), sclérose en plaque.
- Encéphalite, encéphalopathie, méningite.
- Arthrite.
- Symptômes évocateurs de bronchospasme (étouffement, asthme, décès ?).
- Oedème de Quincke, érythème polymorphe (formes d'urticaire plus ou moins graves, parfois mortelles).
- Vascularite (nécrose des tissus ici ou là).
- Lymphadénopathie (ganglions infectés avec oedème).

Le 10 février 1992, le Dr Marie-Thérèse Nutini de l'Institut Pasteur à Marnes-la-Coquette répondait à un médecin de Quimper sur les risques de spondylarthrite ankylosante liés au vaccin contre l'hépatite B. Le vaccin pourrait révéler la maladie ou en provoquer une poussée. Comme pour toutes les maladies auto-immunes. Ce type de maladie est donc une contre-indication à ce vaccin comme à tous les vaccins viraux vivants. Tout acte vaccinal doit être pesé soigneusement, dit-elle. Et un titrage des anticorps avant et après vaccination est impératif pour éviter si possible de vacciner, quel que puisse être le vaccin proposé.

Une publicité intempestive est réalisée depuis un peu plus d'un an par Pasteur-Mérieux sérums et vaccins, et le laboratoire Smith-Kline-Beecham en faveur de la vaccination contre l'hépatite B, préconisée par l'Organisation mondiale de la Santé, dont c'est devenu le cheval de bataille.

Les responsables de cet organisme sous influence de groupes de pression constitués par les fabricants de vaccins se sont mis en tête de vacciner d'ici 2015 tous les habitants de la planète.

Pasteur-Mérieux sérums et vaccins fait paraître des publicités du genre : 8 millions 500.000 personnes à risque en France penseront-elles longtemps que cela n'arrive qu'aux autres ?

Smith-Kline-Beecham, plus modeste signale : *«En France, le nombre de cas d'hépatite B aiguë symptomatique est estimé à 50.000 par an, avec un taux de portage chronique de 0,5%. 200.000 à 300.000 porteurs chroniques seraient, en*

France, les vecteurs de la maladie, assurant son entretien et sa dissémination par le sang, le sperme ou la salive...

Selon le Professeur J.P. Benhamou, 100.000 infections survenant en France, se traduisent par 85 décès par hépatite fulminante et 450 cancers.»

Par conséquent, puisque les laboratoires Smith-Kline-Beecham signalent 50.000 cas d'hépatite B aiguë symptomatique par an, en France, cette maladie provoquerait seulement 42 ou 43 décès et 225 cancers. Alors pourquoi semer l'effroi parmi la population et prétendre vacciner tous les Français ?

Le président des laboratoires Smith-Kline-Beecham, Monsieur Henri Philippart, n'est même pas d'accord avec son entreprise puisque dans un communiqué pour la presse réalisé à la date du 27 mars 1995, il déclare *: «en France, il y a 300.000 porteurs chroniques, 30 à 100.000 nouveaux cas par an. L'hépatite est à l'origine de 80% des cancers du foie. Elle provoque plus de cirrhoses du foie que l'alcoolisme. Elle est à l'origine de 2.000 morts par an et menace tout particulièrement les adolescents, puisqu'elle concerne, dans 2 cas sur 3, les 15-29 ans.»*

Le lecteur doit savoir que les vaccins produits par génie génétique contiennent des substances cancérogènes indécelables, certains outils ayant servi à la manipulation génétique des cellules qui ont fabriqué la protéine vaccinale : enzymes, molécules d'ADN. Ce matériel peut, à tout moment, enclencher des modifications du message génétique du vacciné. Ce qui risque d'engendrer des maladies génétiques du patient lui-même ou des monstruosités au niveau de ses enfants. Ce matériel pourra également venir modifier d'éventuels virus silencieux tapis au plus profond des cellules du patient et les rendre virulents.

Ces vaccins vont inoculer au plus profond de l'organisme du vacciné des virus contaminants à un moment ou à un autre la culture de cellules immortelles qui fabrique le vaccin. Soit qu'il existe des virus cachés pré-existants aux manipulations génétiques, soit que les cultures soient contaminées lors d'un repiquage.

Enfin, les vaccins produits par génie génétique peuvent activer des oncogènes, réprimer les anti-oncogènes, altérer ou déplacer des gènes. Ce sont donc des facteurs de cancérisation à terme.

La vaccination est devenue pour ses partisans et ses profiteurs, un acte de dictature médicale et économique à l'encontre des plus faibles, des plus fragilisés par des conditions de vie misérables, des moins évolués dans la compréhension des actes thérapeutiques.

On pourrait qualifier l'acte vaccinal accompli sur ces populations peu évoluées d'acte terroriste et criminel relevant à la limite, d'une volonté de génocide.

Si cette intention de génocide n'est pas réelle, en tout cas, il s'agit là pour les vaccinalistes d'un cas de conscience posé par les conséquences catastrophiques de semblables vaccinations à moyen et long terme.

LA NON-INNOCUITE DES VACCINS EST UN MYTHE

Différents essais réalisés aux U.S.A. et contrôlés par ordinateur ont fait apparaître que des virus et rétrovirus présents dans un organisme humain peuvent y demeurer à l'état latent, «défectifs», ne s'exprimant pas.

Tout virus inoculé fait de même, mais si certains événements biologiques se produisent entraînant un changement de terrain ou si le terrain du vacciné se trouve déprimé au plan immunitaire, ce virus peut retrouver sa virulence initiale.

Toute modification biochimique au niveau d'un organisme peut entraîner un retour à la virulence du virus inoculé ou permettre une recombinaison génétique avec un autre virus présent dans l'organisme et qui ne se manifestait pas dans la mesure où s'était établi un état d'équilibre, de symbiose biologique.

Me référant à des expériences qui se sont déroulées au département de microbiologie de l'Université de Californie à Los-Angelès, en 1986, je puis affirmer que deux virus non-virulents peuvent devenir virulents, c'est-à-dire létaux, par recombinaison spontanée, in vivo.

Point n'est besoin de procéder à une recombinaison entre deux virus ou rétrovirus affectant des espèces différentes pour obtenir un super-virus ou rétrovirus.

L'expérience que je relate ci-après donne à réfléchir : deux virus pathogènes, mais non létaux pris séparément, sont susceptibles de provoquer une affection mortelle (pour les animaux) en se recombinant par eux-mêmes, sans manipulation génétique exécutée par la main de l'homme.

On sait que l'infection d'un animal par un virus virulent est capable de provoquer une maladie caractérisée. Mais on n'avait jamais démontré in vivo que l'inoculation de virus non-virulents pouvait provoquer une maladie par le biais du phénomène de complémentation ou recombinaison.

En 1986, une équipe de recherche américaine a utilisé deux souches de virus herpès simplex type 1 qui furent inoculés à des souris. *(American Science, 7.11.86).*

62% des animaux qui reçurent un mélange à concentration égale des deux espèces virales décédèrent. Par contre, les souris qui reçurent une injection similaire ou 100 fois plus concentrée de chacun des agents viraux pris séparément, survécurent toutes.

En considérant un lot de 20 souris mortes après injection du mélange viral des deux souches non virulentes, 14 virus furent isolés. Onze d'entre eux se révélèrent être des recombinants.

Trois de ces recombinants réinjectés à des souris se montrèrent mortels.

De semblables résultats prouvent que deux variants non virulents d'herpès simplex peuvent interagir in vivo et engendrer des recombinants virulents et létaux.

La conclusion semble évidente : en premier lieu, il apparaît que le transfert d'un virus d'une espèce à une autre représente un danger pour le receveur. En second lieu, que deux virus possèdent la capacité de se recombiner in vivo, c'est-à-dire de créer une souche nouvelle non seulement pathogène mais létale.

Dans le cadre de cette conclusion objective, on peut alors se poser la question de savoir si la vaccination tant prônée ne représente pas un sérieux danger pour la santé publique.

En effet, il semble évident à tout biologiste que l'organisme humain, animal ou végétal constitue une entité, un monde clos qui doit demeurer vierge de toute pollution tout au long de son existence si l'on veut qu'il survive dans des conditions idéales de fonctionnement et d'homéostasie.

Le système immunitaire des êtres vivants est là pour le prouver : il intervient vigoureusement pour le défendre contre toute agression étrangère. En cas de déficience de ce système, c'est la maladie et la mort.

Or, on peut se poser la question de savoir si, de nos jours, l'organisme humain est vierge de toute pollution ?

De pollution virale, en particulier ? La réponse est : certainement pas, depuis la pratique générale des vaccinations.

Un virus, même atténué, peut reprendre sa virulence in vivo. C'est le cas, par exemple, du virus polio vaccinal qui redevient pathogène après passage dans l'intestin et contribue à contaminer l'entourage.

Une étude menée par l'OMS dans 8 pays, de 1970 à 1974, montre que sur 360 cas de polio paralytique, 144 se sont produits chez des contacts de vaccinés et qu'aux Etats-Unis, en 1982 et 1983, tous les cas de poliomyélite rapportés ont été associés aux vaccins.

En outre, les vaccins antipolio ont été produits sur reins de singes contaminés par le virus cancérogène SV40, inoffensif pour le singe, mais tumoral pour l'homme. Ce qui expliquerait l'explosion de cancers dans le monde depuis trente ans.

Ainsi, déjà l'homme avait créé sans le savoir, une arme redoutable mettant en péril la planète, au nom de principes prophylactiques absurdes.

LES VACCINATIONS, FACTEURS DE DEGENERESCENCE DE L'ESPECE HUMAINE

La dégénérescence est définie : changement d'un corps organisé qui perd ses caractères propres pour en acquérir de nouveaux défavorables.

Or, quels sont les caractères propres à un organisme humain ?

Aucun biologiste, aucun généticien, ne peut affirmer quoi que ce soit à propos de l'origine de la vie des organismes et des micro-organismes.

Il ne peut que constater que ces organismes sont constitués par des milliards de cellules et de bactéries qui semblent vivre en symbiose avec la cellule, à l'intérieur de laquelle ils occupent une fonction (organites, comme par exemple, les mitochondries). Autrement dit, un organisme constitue un conglomérat d'êtres vivants qui se sont associés, semble-t-il, pour former une entité vivante.

Il va de soi que cette entité, ainsi créée au cours de la naissance de la vie et qui s'est modifiée au cours de l'évolution pour parvenir à un assemblage plus ou moins définitif qui fait la diversité des espèces animales et végétales, telles que nous les connaissons aujourd'hui, représente une sorte de création achevée sur le plan physiologique et biologique.

Je précise bien : aujourd'hui, car cette création peut se modifier, évoluer au cours des âges à venir, si certaines circonstances et facteurs interviennent, l'obligeant à s'adapter.

Mais cette adaptation génératrice d'évolution ne portera que sur des caractères particuliers de l'espèce et non sur sa biologie propre, tout au moins en ce qui concerne l'homme et les animaux.

Les espèces seront toujours constituées de la même manière : organismes formés à partir de cellules et micro-organismes vivant en symbiose, doués d'un système immunitaire leur permettant le rejet de tout agent étranger extérieur et même intérieur (exogènes et endogènes), susceptibles de porter atteinte à leur homéostasie, à leur intégrité physiologique et biologique.

Par exemple, on pourrait supposer que chez un être humain, dans mille ans, les jambes s'atrophient du fait que l'homme n'ait plus à marcher comme jadis, mais ce n'est pas pour autant que l'assemblage biologique de son organisme aura été modifié.

La théorie de l'évolution, suivant Darwin, c'est cela.

On sait ce qu'il en est de cette théorie qui a fait couler beaucoup d'encre : si certains oiseaux possèdent un bec plus long que d'autres, c'est parce qu'ils se sont trouvés dans l'obligation de rechercher avec difficultés une nourriture devenue moins visible. D'accord, mais ce n'est pas pour autant que l'organisme de ces oiseaux s'est modifié au niveau de l'assemblage cité, à savoir : cellules et micro-organismes symbiotiques. Tout au plus, est survenue une modification d'un ou plusieurs gènes, permettant à ces oiseaux de transmettre le nouveau caractère acquis (un bec plus long) à leurs descendants. Et encore, il a probablement fallu des milliers ou des centaines de milliers d'années pour que cette modification génétique se réalise.

Et là encore, tout le monde n'est pas d'accord.

Par contre, une chose est certaine, admise par l'ensemble des biologistes, c'est qu'un organisme qui, au cours de l'évolution, est parvenu à s'adapter à l'environnement dans lequel il s'est trouvé placé, si les géniteurs étaient sains du fait que leur système immunitaire était performant, donne naissance à d'autres organismes parfaitement sains.

En conséquence, si les géniteurs ne possédaient pas un système immunitaire ad hoc, et que quelques virus, rétrovirus ou autres bactéries, aient déjoué les défenses de leur organisme, y pénétrant et s'y installant en demeurant muets, «défectifs», il apparaît évident que de ce fait les intrus seront transmis aux descendants.

C'est ainsi que, pratiquement, tous les occidentaux possèdent dans leur organisme cinq ou six variétés de virus Herpès, et que nombre d'Africains d'Afrique Centrale abritent dans leurs cellules le HTLV 2, découvert par Robert Gallo et son équipe. On ne parle que rarement de cette découverte capitale qui fut éclipsée par celle du rétrovirus du sida.

Il faut qu'interviennent certaines circonstances particulières pour que ces virus herpétiques se manifestent, sortent de leur sommeil. De même, pour le HTLV 2.

Ces virus et rétrovirus ont été mis en évidence, mais il est certain que l'organisme humain abrite d'autres formes de virus et rétrovirus qui, pour le moment, n'ont pas été découverts. On y parviendra, un jour.

Il en est de même pour différentes espèces animales devenues de véritables réservoirs à virus, en particulier certaines races de singes (singes verts d'Afrique).

Mais ces virus et rétrovirus acquis au cours de l'évolution et transmis aux descendants demeurent muets, la plupart du temps. Le système immunitaire a fonctionné et s'il n'a pas réussi à les éliminer, leur a fait perdre, cependant, leur virulence par restriction de leur propre capital génétique. Cela ne s'est certainement pas passé sans problèmes majeurs pour les organismes atteints, mais quoiqu'il en soit, on peut affirmer que les intrus en question demeurent généralement quiescents, ne se manifestant qu'en de rares occasions.

Par conséquent, on peut affirmer que des géniteurs sains, même s'ils sont porteurs de virus et rétrovirus, défectifs, donnent naissance à des descendants sains, qui seront également porteurs de ces mêmes intrus, lesquels demeureront, en principe, muets, comme chez les ascendants.

Les descendants de ces géniteurs sains, au contact d'un environnement qui s'est peu modifié depuis des millénaires, se trouveront aux prises avec divers virus et bactéries pathogènes qui tenteront de provoquer les maladies bien connues de l'enfance : rougeole, rubéole, oreillons, etc... etc... et d'autres beaucoup plus dangereux susceptibles de provoquer des affections gravissimes telles que variole, peste, choléra, etc..., etc..., si certaines conditions élémentaires d'hygiène et de nutrition ne se trouvent pas réalisées.

De la sorte, apparaît l'importance de l'environnement dans la genèse de nombre de maladies infectieuses.

Si l'humanité toute entière vivait dans des conditions exceptionnelles d'hygiène et de nutrition, il n'y aurait jamais d'épidémies et pandémies provoquées par l'intrusion de facteurs infectieux.

C'est l'affaiblissement du système immunitaire des organismes qui provoque l'intrusion de ces agents infectieux ou, dans certains cas, génère ou régénère ses propres agents infectieux demeurés jusque là muets, parce que vivant en symbiose avec la machinerie cellulaire à la suite de l'évolution.

En conséquence, il semble évident que dans les pays développés où les conditions de nutrition et d'hygiène sont normales, point n'est besoin de prévenir par la vaccination des maladies qui n'apparaîtront jamais, puisque les facteurs générateurs de ces maladies ont pratiquement disparu.

C'est ainsi que le principe des vaccinations apparaît comme une véritable supercherie et escroquerie à la santé.

Les enfants en bas-âge possèdent déjà à la naissance les anticorps transmis par leur mère.

Plus tard, si leur organisme est confronté à des maladies comme la rougeole, les oreillons, la rubéole, il provoquera lui-même sa propre immunité future.

Ce ne sont pas des maladies graves. Il est facile de les soigner par des méthodes naturelles.

Si des affections gravissimes voient le jour, il y a lieu alors d'incriminer des facteurs d'environnement particuliers néfastes ou (et) une modification du «terrain» chez l'individu qui en est atteint, soit due à une transmission héréditaire, soit due au non-respect de véritables conditions de vie d'hygiène et de nutrition.

Suivant le cas, nous serons en présence de maladies telles que la tuberculose, la poliomyélite, le choléra, la peste, la sclérose en plaques, etc... et pourquoi pas le sida.

Or, que voyons-nous ?

Plus les pays sont hautement industrialisés, plus le principe des vaccinations (inutiles) est appliqué, prôné par les gouvernements.

Plus les pays du tiers-monde dont les populations souffrent de malnutrition et dont le système immunitaire est mis à rude épreuve par nombre de vecteurs pathogènes, se trouvent fragilisés, plus l'Organisation Mondiale de la Santé réalise des campagnes de vaccination, sans faire aucune distinction quant à l'état immunitaire des individus.

C'est de l'aberration mentale.

Il est reconnu aujourd'hui par la plupart des scientifiques compétents et honnêtes qu'il s'avère extrêmement dangereux de vacciner (introduire des virus vivants ou atténués) dans l'organisme d'individus fragilisés immunitairement *.

Nous nous résumerons donc ainsi :

* Cette fragilité immunitaire est due au fait que les organismes des populations considérées se trouvent fréquemment confrontés à de nombreux facteurs pathogènes spécifiques du lieu où elles vivent et que leur système immunitaire trop sollicité n'a plus la capacité de réagir vigoureusement à des facteurs pathogènes étrangers introduits, par exemple, par la vaccination. La vaccine, en particulier, il ne faut pas l'oublier, sert de vecteur dans certains vaccins et son introduction dans un organisme débilité peut évidemment conduire à des complications désastreuses du fait que le virus peut se propager de manière pratiquement illimitée.

Dans les pays développés, la vaccination est inutile et dangereuse.

Dans les pays en voie de développement, la vaccination devient criminelle.

Je citerai un simple exemple :

Depuis toujours, les pays africains et asiatiques ont été touchés par la peste et la variole.

On sait que des épidémies extraordinaires de peste se produisirent en Chine, en Afrique et aussi en Europe aux 6ème et 7ème siècles, puis au 14ème et 17ème siècles où elle tua le quart des habitants. Une troisième pandémie prit naissance en Chine en 1894.

Le principal foyer endémique de la peste fut et demeure la Chine. On sait que cette maladie est provoquée par les puces et les rats, qui prolifèrent évidemment dans ce pays où les conditions de vie et d'hygiène étaient et sont demeurées longtemps extrêmement précaires.

L'épidémie s'est toujours focalisée dans des pays présentant les mêmes conditions précaires d'hygiène. En Afrique, en Amérique du Sud et en Europe, à une certaine époque, lorsque celles-ci s'étaient considérablement dégradées à la suite de divers événements tels que misère et suites de guerres.

Il en a été de même pour la variole et le choléra.

Par conséquent :

On a la preuve manifeste que ces épidémies et pandémies atteignent essentiellement les populations souffrant de misère physiologique, de dénutrition, dans un environnement où les règles les plus élémentaires d'hygiène ne sont pas respectées.

Autrement dit : nourrissez convenablement ces populations et faites leur observer des règles strictes d'hygiène et vous éradiquerez ces maladies. Point n'est besoin de vacciner.

Les pays développés, au lieu de participer financièrement à des campagnes de vaccination, feraient mieux de consacrer l'argent à promouvoir une agriculture et un élevage permettant aux populations de vivre décemment ; à assurer une prophylaxie ad hoc par des campagnes de dératisation et d'assainissement des lieux qui constituent des foyers permanents de peste. Cela coûterait certainement plus cher que les vaccinations dans un premier temps, mais beaucoup moins quelques dizaines d'années plus tard. De plus, cette action représenterait une véritable oeuvre humanitaire.

Les foyers permanents sont connus par l'organisation mondiale de la santé.

Les campagnes de vaccination réalisées en Afrique contre la variole par cette organisation dépassent l'entendement.

Depuis 1958, année où l'on avait enregistré 278.000 cas dans le monde, et non pas seulement en Afrique, jusqu'au 26 octobre 1979, date à laquelle l'Organisation Mondiale de la Santé annonçait officiellement l'éradication complète de la variole, plus de 120 millions d'Africains avaient été vaccinés.

En 1963, on ne dénombrait plus que 80.000 cas dans le monde, avec 30 à 40% de mortalité seulement chez les enfants non-vaccinés.

Pour l'OMS, pour que la vaccination soit efficace, il fallait que plus de 80% de tous les groupes de population, y compris les nomades soient vaccinés.

C'est ainsi qu'en 1973, on pouvait estimer que plus de 100 millions de vaccinations avaient été effectuées en Afrique Centrale et Occidentale.

En 1980, l'évaluation peut être portée à 180 millions de vaccinés.

Or, c'est alors qu'il n'y avait que 80.000 cas signalés dans le monde en 1963, que les campagnes antivarioliques furent les plus intensives !

En outre, ce ne fut pas la seule vaccination pratiquée dans ces pays africains, mais également celle contre la tuberculose, la poliomyélite, le tétanos, la rougeole... avec des pourcentages de vaccinés de l'ordre de 70 à 100%.

La vaccination est devenue pour ses partisans et ses profiteurs un acte de dictature médicale et économique à l'encontre des plus faibles, des plus fragilisés par des conditions de vie misérables, des moins évolués dans la compréhension des actes thérapeutiques.

On pourrait qualifier l'acte vaccinal accompli sur ces populations peu évoluées d'acte terroriste et criminel relevant à la limite, d'une volonté de génocide.

Si cet intention de génocide n'est pas réelle, en tout cas, il s'agit là pour les vaccinalistes d'un cas de conscience posé par les conséquences catastrophiques de semblables vaccinations à moyen et long terme.

Pour des raisons de profit, ceux qui n'ignorent pas ces conséquences, pratiquent un acte criminel.

L'autre face de la dictature exercée par les fabricants de vaccins et les vaccinalistes confirme ce qui apparaît sur la première lorsqu'ils infligent la vaccination à des populations appartenant à des pays en voie de développement ou non.

En effet, sur la seconde face, l'on retrouve les mêmes procédés dictatoriaux mais modifiés parce que confortés par des lois qu'ils ont fait voter par les gouvernements, rendant certaines vaccinations obligatoires. Le régime dictatorial est le même mais plus hypocrite puisqu'il se retranche derrière ces lois, au sein de régimes dits démocratiques.

Qui oserait s'élever contre une loi, démocratiquement votée ?

Qui oserait prétendre que si certaines vaccinations ont été rendues obligatoires, ce n'est pas en vue d'assurer la santé publique ?

Qui oserait dire et écrire que le corps médical ignore les dangers des vaccinations ? Si c'était dangereux, les médecins, les premiers, le diraient. Ils s'opposeraient aux vaccinations. Ben voyons... ! Tout cela semble logique.

Les vaccinations réalisées dans les pays du tiers-monde sont présentées comme étant une oeuvre... humanitaire.

A cette oeuvre soi-disant humanitaire participent les pays riches... qui naturellement paient les vaccins aux fabricants.

Dans les pays occidentaux à niveau de vie élevé, les vaccinations imposées sont payées par les organismes sociaux, c'est-à-dire par tous les gens qui cotisent à ces organismes.

Les vaccinations non-obligatoires mais «vivement conseillées» sont payées également depuis peu de temps par la sécurité sociale, en France tout au moins.

De la sorte, le système vaccinal ainsi établi imposé et non-imposé rapporte aux fabricants des sommes astronomiques.

En conclusion :

Force est de constater que nous nous trouvons en face de la situation «paradoxale» et «aberrante» suivante :

Tout le monde, gouvernements, organisations sociales et humanitaires, organisation mondiale de la santé, compagnies d'assurances, corps médical et citoyens (par manque d'information en ce qui concerne la manipulation dont ils sont les victimes) participe activement à la dégénérescence de l'espèce qui a commencé à se produire et se poursuivra à un rythme accéléré dans les prochaines décennies !!!

Le système des vaccinations n'est ni plus ni moins qu'une «bombe à retardement» amorcée et réglée par l'humanité elle-même sur les indications des principaux responsables de la santé et des fabricants de vaccins, disciples de Pasteur.

Ceux qui prétendent être les bienfaiteurs de l'humanité, en réalité, soit par ignorance, soit par intérêt, accomplissent un génocide programmé sans aucun précédent dans l'histoire de l'humanité.

En ce sens, Pasteur et tous ceux qui se sont inspirés de sa méthode afin de faire du profit peuvent être considérés comme des criminels.

Les médecins et scientifiques avertis qui ne réagissent pas envers cette dictature vaccinale exercée par leurs pairs et les fabricants de vaccins devraient être poursuivis pour «non-assistance à personnes en danger».

Il n'est pas exclu que cette éventualité ne se présente pas un jour.

UN NOUVEL ANTIDEPRESSEUR

Cet antidépresseur contient du chlorhydrate de fluoxétine. Il a été mis sur le marché en 1989 par les laboratoires Lilly.

Ces laboratoires ont défrayé la chronique à plusieurs reprises : ils ont contribué à la synthèse du LSD fabriquée pour être utilisée par la CIA sous Allan Dulles en 1954.

Lors d'un procès célèbre, ils auraient prétendu que leur Darvon n'était pas addictif alors que l'avocat des plaignants le qualifiera de «prescription la plus mortelle des U.S.A.» Ce médicament avait causé la mort de 1.100 personnes en 1977.

Les laboratoires Lilly ont plaidé coupable sur 25 charges, en 1985, concernant leur médicament «Oraflex» prescrit pour lutter contre l'arthrite, pour avoir caché 4 décès durant les essais cliniques et qui en a entraîné 100, à la mise sur le marché. (Lilly pleads guilty to Oraflex charges - The New York Times 22.08.1985 par P. Shenon).

Ces laboratoires ont fabriqué au cours des années 60, des tonnes de DES (Diethylstilbestrol), Distilbène, en France, responsable de milliers de cancers du vagin et de malformations sexuelles chez de jeunes femmes dans le monde entier et particulièrement en France.

Ces laboratoires ont fait interrompre une conférence de presse tenue par l'écrivain William Styron, à Washington sur la dépression parce que celui-ci tentait d'évoquer les éventuels dangers liés au Prozac, après avoir évoqué ceux du Triazolam (Halcion) (The Nation - Janvier 1993).

Avec le Prozac, les laboratoires Lilly ont conquis le marché des antidépresseurs au niveau international.

Voyons si ce médicament qui tient plutôt d'une amphétamine que d'un antidépresseur (on le nomme : la pilule du bonheur) est sans danger.

Les actions indésirables signalées dans le Vidal et donc par les laboratoires Lilly sont les suivantes : «Nausées, diarrhées, bouche sèche. Céphalées, nervosité, insomnie, anxiété (?) somnolence et tremblements. La fluoxétine peut provoquer des éruptions cutanées. Des réactions anaphylactoïdes telles que bronchospasme, oedème de Quincke, urticaire associée ou non à un syndrome du canal carpien, fièvre et (ou) dysfonctionnement hépatique, ont été rapportés. Des maladies systémiques à manifestation cutanée, notamment vascularite leucocytoclasique, syndrome desquamatif, erythème polymorphe et signes évocateurs d'une maladie sérique ont été également rapportés. Des réactions maniaques ou psychotiques peuvent apparaître chez certains sujets prédisposés. Depuis la mise sur le marché de Prozac, ont été rapportés spontanément divers effets indésirables survenus de façon concomitante à la prise de la fluoxétine : confusion mentale, idées suicidaires, dyskinésies, thrombocytopénie, hyperprolactinémie, gynécomastie, mastodynies, dysménorrhée, saignements vaginaux après arrêt du traitement. Des symptômes respiratoires, telles une dyspnée persistante ou une augmentation de la toux ont été exceptionnellement rapportés et peuvent demander une évaluation plus approfondie».

On le constate, les effets indésirables sont nombreux.

Dans la rubrique : précautions d'emploi, on peut lire ceci :

«Le suicide constitue un risque inhérent à l'état dépressif. Ce risque est accru avant que n'apparaisse l'amélioration, et une surveillance particulière des patients à haut risque devra être assurée en début de traitement. Le médicament ne sera prescrit qu'en quantité réduite pour limiter le risque de surdosage.»

A la rubrique Posologie, on peut lire ceci :

«La posologie recommandée est de 20mg/jour. Cette posologie peut être augmentée jusqu'à 60mg.»

Or le Prozac est présenté en gélules de 20mg. La posologie recommandée est donc d'une gélule par jour.

Comment dans ces conditions, puisque l'on ne peut diviser une gélule (seulement un comprimé) adopter une posologie réduite ?

D'autre part, en cas de sevrage, comment procéder pour réduire la quantité contenue dans une gélule ?

On sait qu'on ne peut supprimer complètement la prise d'un antidépresseur, comme par exemple les benzodiazépines, sans procéder à une diminution progressive durant un temps à déterminer, sans faire courir au patient les inconvénients graves dus à un sevrage brutal. Par conséquent, avec le Prozac, il est impossible de procéder à un quelconque sevrage du fait de sa présentation sous forme de gélules. Autrement dit, si l'on adopte ce médicament, l'on est condamné à le prendre à vie, ou en cas de sevrage brutal, à vivre l'enfer des drogués.

Il est probable que la présentation en gélules a été étudiée en vue d'une vente considérable. Il s'agit là d'une mesure astucieuse, c'est le moins que l'on puisse dire !

Suivant le Docteur Julian Whitaker, directeur de la lettre confidentielle «Health and Healing» le Prozac «est le médicament sur ordonnance le plus dangereux du marché». Ce médecin accuse le Prozac de détenir le record du monde des réactions indésirables dont 1436 suicides ou tentatives de suicide, et 1313 décès. Chiffres officiels de la Food and Drugs Administration au 18 juin 1992.

Suivant un auteur, Breggin qui a consacré un ouvrage à ce médicament, le chiffre de 30.000 patients ayant testé sérieusement le Prozac avant sa mise sur le marché (essais cliniques en double aveugle sur au moins quatre semaines) est fantaisiste. En fait, les essais furent réalisés sur seulement 300 personnes.

La FDA, à la date d'octobre 1987, avait déjà enregistré 27 décès dont 15 suicides lors des essais cliniques avant la mise sur le marché.

On peut légitimement se poser la question de savoir qui a autorisé la vente en France du Prozac, décision prise en 1988, alors qu'on savait que la demande d'autorisation de mise sur le marché avait été refusée par de nombreux pays et compte tenu du rapport de la FDA précédemment signalé.

Aux Etats-Unis, les juridictions ont été amenées à rendre plus de cinquante jugements à la suite des actions néfastes du Prozac. Toutes ont mis hors de cause les laboratoires Lilly. Toutefois, du fait des huit victimes tuées et des douze victimes blessées par un dénommé Joseph Wesbecker avant son suicide, un accord financier à l'amiable a été conclu de manière secrète entre Lilly et les victimes avant le procès, à l'insu du jury et des juges, ainsi que le révèle l'article : «The secret deal that won the prozac case» de Maureen Castellano dans le New Jersey law, journal du 1er mai 1995 ; cela démontre que les laboratoires Lilly ont bien du mal à se sortir des divers procès intentés par les familles des victimes et laisse entrevoir que lors de précédents procès, les juges ont certainement été achetés.

La puissance financière de ces laboratoires est considérable... et la justice est pourrie aux USA. Cela est bien connu.

En 1991, voulant tenter de faire la lumière sur le Prozac, la FDA a procédé à un examen approfondi du dossier. Elle a conclu à l'absence de preuves crédibles de l'existence d'un lien de cause à effet entre l'utilisation d'un antidépresseur y compris le Prozac et la survenue d'un comportement suicidaire ou violent. Dire le contraire eut été condamner l'usage de tous les antidépresseurs mis sur le marché.

Un documentaire intitulé : «Dispatches : the Prozac file» a été diffusé par Channel 4, le 19 décembre 1990, révélant les manipulations qui se sont déroulées au sein de la FDA entre les experts et les représentants des laboratoires Lilly. Un autre documentaire : «Welcome to the happy valley» a été diffusé par la BBC au cours de l'été 1994 et par la BRT (chaîne flamande) en février 1995.

Ces films sont parfaitement édifiants et montrent que tout était truqué. Le Docteur James Claghorn auquel on demanda son avis, directeur d'une société faisant des recherches pour les laboratoires Smithkline beecham, avait touché des bourses pour un montant de 170.000 dollars de SKF et Sandoz, alors qu'il avait été l'un des médecins payés par Lilly lors d'un essai clinique du Prozac. Le docteur Claghorn avait déjà donné des avis favorables au début des années 80 pour la Zimelidine et la Nomifensine qui ont du être retirées du marché à cause de leurs effets secondaires mortels...

Un autre intervenant, le docteur Jeffrey Liberman, émettant un avis en faveur du Prozac avait reçu 20.000 dollars sous forme de bourses du groupe Sandoz, en 1981.

Michael Stanley avait reçu deux bourses des laboratoires Pfizer et 26.250 dollars de la part de Lilly pour écrire un article sur le sujet des débats de septembre 1991.

Le docteur Keh-Ming Lin avait reçu 95.000 dollars de la part du groupe Merck.

Le docteur Robert Hamer, donnant également un avis favorable sur le Prozac, avait son épouse travaillant au moment des audiences de septembre 91 pour le groupe Bristol Meyers Squibb.

Le docteur David Dunner avait reçu plus de 4 millions de dollars sous forme de bourses de la part des différents fabricants d'antidépresseurs au cours des 8 années précédant ces audiences de septembre 91 et attendait 200.000 dollars de bourses de Lilly au moment des audiences et avait déjà donné plus d'une douzaine de conférences payées par Lilly.

D'autre part, en septembre 91, il ne faudrait pas oublier que le président des Etats-Unis était Georges Busch, ex-membre du Conseil d'administration de Lilly, avant 1979, ayant possédé au moins 90.000 dollars d'actions Lilly et que le vice-président était Dan Quayle dont la campagne de sénateur d'Indiana fut largement financée par le groupe Lilly basé à Indianapolis.

Quayle fut l'un des plus chauds supporters au Congrès de l'Industrie pharmaceutique en 1991, comme en atteste le Boston Globe du 13-11-91 qui nous apprend que Mitch Daniels, vice-président et directeur commercial de Lilly a été l'un des plus proches conseillers de Quayle.

Depuis septembre 1991, un document rédigé par le U.S. Freedom of Information Act auprès du Center of Drug Evaluation and Research (FDA) nous apprend que le nombre de réactions indésirables et secondaires dues à la consommation du Prozac enregistrées en novembre 93 est de 28.000 dont plus de 2.600 décès avec 1631 suicides ou tentatives de suicide, 87 meurtres ou tentatives de meurtre.

Six ans après la mise en vente du Prozac, aux USA, 170 procès étaient intentés contre les laboratoires Lilly.

Il est évident que les chiffres cités quant aux suicides, tentatives de suicide et meurtres ne représentent que la partie émergée de l'iceberg et qu'il faudrait les totaliser à l'échelon des 88 pays dans lesquels le Prozac était vendu.

Enfin, il faut savoir que sur les huit responsables américains qui ont donné l'autorisation de mise sur le marché du Prozac aux USA, cinq recevaient des «aides financières» des laboratoires Lilly. Cela nous est rapporté par Alexander Cockburn dans «The Nation» du 7 décembre 1992.

LA PILULE DE L'OBEISSANCE UN MILLION D'ENFANTS TRAITES CHAQUE JOUR AVEC DU RITALIN, UN DERIVE DES AMPHETAMINES !

Jadis, on disait qu'un enfant vif était un enfant sain. Aujourd'hui, s'il est vif, c'est qu'il est «psychiquement» malade, souffrant de l'ADD.

ADD est l'abréviation de : Attention Deficit Disorder, maladie inventée de toutes pièces par les psychiatres américains, en accord avec les laboratoires pour augmenter leurs revenus.

Cette prodigieuse découverte remonte à une dizaine d'années.

Actuellement plus d'un million d'enfants américains entre 5 et 10 ans est soigné quotidiennement avec l'unique remède contre l'ADD, c'est-à-dire un psychopharmaceutique donnant des effets avilissants.

Ce sont les parents qui, suivant les prescriptions des médecins, droguent leurs enfants sans avoir conscience des effets pervers du médicament.

Le Ritalin fait des enfants un peu vifs, de véritables épaves, sans réactions.

Tout le monde se frotte les mains : psychiatres, laboratoires, enseignants possédant désormais des classes disciplinées, parents surtout qui pensent que si leurs enfants ont des problèmes, ce n'est pas de leur faute, quant à l'éducation dispensée mais la faute d'un «défaut biologique du cerveau» de leurs rejetons.

Le Ritalin est un excitant utilisé depuis les années 50 pour traiter certaines maladies du sommeil. Paradoxalement, ce médicament agissant sur des enfants, bien qu'agissant comme stimulateur psychique, les rend abattus, les transformant en petits robots tranquilles et obéissants.

Ce que semblent avoir oublié les prescripteurs de ce médicament et les laboratoires qui le fabriquent c'est que le Ritalin possède des actions indésirables et secondaires telles que : fortes dépressions, vomissements et pertes d'appétit et surtout syndrome de Tourette, c'est-à-dire une série de tics nerveux et chroniques qui accompagneront l'enfant durant toute son existence.

Le Ritalin peut également conduire au suicide en conséquence des graves dépressions qu'il engendre.

Enfin, nombre d'enfants traités au Ritalin depuis 1970 sont devenus toxicodépendants.

Les critères retenus pour officialiser cette nouvelle maladie, par l'Association psychiatrique américaine, sont vagues et basés sur des schémas comportementaux du genre : il a des difficultés à rester assis - il parle trop - etc... etc...

On le constate : les laboratoires pharmaceutiques, afin d'augmenter leurs profits n'hésitent pas à droguer désormais de jeunes enfants avec l'accord des parents et des médecins !

BROMOCRIPTINE (Parlodel)

A la page 110 de la première édition de cet ouvrage figure la Bromocriptine et quelques actions indésirables étaient signalées par le fabricant et moi-même.

Or, depuis 1990, les choses semblent avoir évolué en défaveur de ce produit. En effet, sept procès sont en cours aux Etats-Unis, dont un vient d'être gagné par une patiente américaine à laquelle le laboratoire Sandoz devra verser 2 millions de dollars. Cette patiente, à la suite de la prise de ce médicament, se trouva partiellement paralysée.

De plus, la Food and Drud Administration a reçu quelque 220 plaintes de la part de médecins et patients handicapés. Les décès reconnus dans le cadre des 220 cas mentionnés s'élèvent à 13 au moins.

Toutefois, au mois d'août dernier quand les nouvelles sont arrivées en Suisse, l'Office de contrôle des médicaments a déclaré que ce médicament n'était pas dangereux.

Le Parlodel des laboratoires Sandoz est cependant connu pour provoquer infarctus et attaques cardiaques. Il était déjà dans l'oeil du cyclone dans les années 80, quand l'Association américaine pour la défense des consommateurs, le Health Research Group avait sollicité la prohibition d'une des prescriptions du Parlodel, celle qui cause les pires dommages et qui porte sur l'arrêt de la sécrétion du lait chez les accouchées.

Après six ans d'incertitude, la FDA s'est décidée au cours de l'été 1994 à changer les étiquettes du médicament en enlevant l'indication contre la lactation.

Il n'en est pas de même en Suisse et en France où ce médicament continue à être prescrit pour empêcher la lactation, contre les troubles du cycle menstruel, contre l'hypogonadisme et la maladie de Parkinson.

Ce médicament rapporte à Sandoz aux U.S.A. de 12,5 à 25 millions de dollars par an...

Il serait intéressant de savoir combien de patients ont été victimes de ce médicament en France, depuis sa mise sur le marché en 1979, et également dans toute l'Europe.

On ne le saura jamais car la presse et les instances médicales se sont bien gardées de relater ce qui précède, à savoir les dégâts provoqués aux Etats-Unis.

Le lecteur ne manquera pas d'être intéressé par un extrait des «Stratégies des multinationales envers leurs détracteurs», élaborées au cours du symposium «Multinationals in confrontation» qui s'est tenu à Genève du 23 au 26 septembre 1975. Le texte en a été publié par la «Déclaration de Berne» (sous la responsabilité de Urs P. Gasche). Nous citerons quelques articles :

1 - Celui qui critique sera accusé d'être un adversaire du système et se trouvera par conséquent discriminé en tant qu'interlocuteur.

2 - On lui attribuera des motifs douteux (préjugés idéologiques ou nationalistes, jalousie, stupidité, ignorance et inexpérience) afin de le discréditer davantage.

...

5 - Il faudra donc démontrer, surtout à travers les médias, que contester les multinationales, c'est contester les bases mêmes de l'économie libérale de marché et que derrière ces critiques se cachent les ennemis du monde libre, les adeptes du marxisme.

INDEX

Achevé d'imprimer
sur les presses de l'imprimerie Stil - Paris
pour le compte de la Société Arys/Editions Encre
8, rue Darwin 75018 Paris
en janvier 1996

Imprimé en France

Dépôt légal : janvier 1996
N° d'édition : 14
ISBN : 2-7337-70-30-6